KB120906

대한민국 물리치료사를 위한 **최초의 치료센터창업 노하우**

대학교수에서 물리치료사로
차라리, 창업

대한민국 물리치료사를 위한 최초의 치료센터창업 노하우

대학교수에서 물리치료사로
차라리, 창업

초판 1쇄 인쇄일 2018년 3월 7일
초판 1쇄 발행일 2018년 3월 16일

지은이 이문환
펴낸이 양옥매
디자인 임홍순
교정 조준경

펴낸곳 도서출판 책과나무
출판등록 제2012-000376
주소 서울특별시 마포구 방울내로 79 이노빌딩 302호
대표전화 02.372.1537 **팩스** 02.372.1538
이메일 booknamu2007@naver.com
홈페이지 www.booknamu.com
ISBN 979-11-5776-536-2(03510)

이 도서의 국립중앙도서관 출판시도서목록(CIP)은 서지정보유통지원 시스템
홈페이지(http://seoji.nl.go.kr)와 국가자료공동목록시스템
(http://www.nl.go.kr/kolisnet)에서 이용하실 수 있습니다.
(CIP제어번호 : CIP2018007446)

대한민국 물리치료사를 위한 최초의 치료센터창업 노하우

대학교수에서 물리치료사로

차라리, 창업

이문환 지음

책과나무

인간이 태어나서 죽을 때 가장 후회하는 것 중에 하나가 자신
이 원하는 일을 하지 못했을 때라고 한다. 다람쥐 쳇바퀴 도
는 듯한 생활 속에서 쉽게 매너리즘에 빠지지만, 이런저런 고
민들 속에서 그냥 멈춰 버린 삶이라면 삶을 되돌리기엔 이미
늦어 버린 죽기 전 어린 코끼리가 흘렸던 회한의 눈물을 기억
해야 할 것이다.

책 속에 언급된 어린 코끼리의 모습이 바로 당신의 모습은 아
니던가? 생각만으로도 가슴이 찢어지고 후회스러운 인생이지
만, 죽음을 앞둔 당신은 더 이상 되돌아갈 수 없는 인생에 눈
물만 흘리게 될지도 모를 일이다.

지금 당장이라도 당신의 일을 하기 위해 나서길 당부한다. 물
론 쉽지 않을 것이다. 한 번도 가 보지 않은 길이고, 성공 보
장도 없기 때문에 두려울 것이다. 전등불도 없이 어두운 밤길
을 나서는 적막함마저 들것이다.

하지만, 어두운 밤길을 걷다 보면 처음에는 온 세상이 새까맣

게 보이던 것이 시간이 지날수록 동공이 확장되면서 앞이 보이기 시작하는 것을 경험했을 것이다. 상영 중인 영화관에 처음 입장했을 때 눈앞에 아무것도 보이지 않던 것과 같다. 인생을 걸고 하는 비유치고는 좀 비약이 있을지도 모르겠지만, 우리의 인생 혹은 도전 역시 이와 같지 않을까?

처음 나서는 그 길은 어두운 밤길을 걷는 것처럼 아무것도 보이지 않을 것이다. 하지만 시간이 흐를수록 안정적인 모습으로 돌아오게 된다. 성공한 수많은 사람들이 걸어간 길이다. 그 길의 끝에 무엇이 기다리고 있을지는 아무도 모른다.

삼성 이병철 회장과 현대 정주영 회장 외에도 대한민국을 이끌고 있는 수만 개의 대기업과 중소기업 창업주들이 있고, 워런버핏과 구글 창업자, 페이스북의 저커버그처럼 세상을 호령할 정도가 되기도 하지만, 또 어떤 이는 중소기업이나 병원을 운영하기도 하고 1인 창업에 머무르기도 한다.

그 길을 가고자 하시는 당신에게 이 책 한 권이 마른 갈증을 해소시켜 주는 마중물이라도 될 수만 있다면, 밤을 새우고 또는 새벽에 일어나서 혹은 토요일 오후와 일요일 휴일을 반납해 가면서 글을 적었던 나의 수고가 좀 덜어질 것 같다.

2018년 3월

물리치료학 박사 **이문환**

Chapter 01

무조건 창업하라

센터 창업의 성공 확률은 80% 이상이다. 무조건 창업하라. 그리고 목표를 높게 잡아라. 적어도 현재 급여의 2배 이상을 목표액으로 잡아야 한다. 목표액이 클수록 최선의 노력을 다하게 된다. 그리고 꿈은 반드시 이뤄진다.

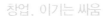

창업 그리고 사장이 된다는 것. 가슴 설레는 말이지만, 또한 누구나 쉽게 갈 수 있는 길은 아니다. 도전정신? 막연히 덤비면 다 되나?

『손자병법』에서는 이기는 싸움만 하라고 했다. 이길 수 있는 곳에 진지를 구축하고, 적을 불러들여서 아군이 싸우기 좋은 혹은 전술을 잘 구현할 수 있는 곳으로 적을 유인해서 반드시 승리하는 싸움만 걸어야 한다.

그렇다면 과연 센터 창업은 이길 수 있는 싸움일까? 센터 창업의 성공 가능성 여부에 대해 생각해 보자. 과연 센터를 창업하면 현재 받는 급여보다 많은 수익을 올릴 수 있을까?

센터 창업은 봉사하기 위해서 하는 것이 아니다. 입으로 말하기는 조금 불편하지만, 돈을 벌기 위함이라고 스스로에게 솔직해지자. 좀 더 세련되게 말하면, 나의 노동력의 가치를 제대로 보상받기 위함이다.

돈을 벌지 못하면 망한다. 망하면 일이 너무 복잡해진다. 임대료와 인테리어 그리고 각종 장비구입에 투입된 초기비용을 회수하기가 어려워진다. 대출을 막지 못하면 부도가 나고, 차압이 들어오며, 각종 소송에 휘말리게 된다. 어쩌면 신용불량자가 될지도 모른다.

💡 하루에 2명만 오면 남는 장사

내가 센터를 창업했던 결정적인 이유는 책에 나온 한 구절의 문구 때문이었다. '성공 확률이 30% 이상일 때는 반드시 창업하라.' 뭐 이런 내용이었다. 그런데 내가 생각했을 때 성공 확률은 최소 80% 이상이었다. 온갖 실패 가능성 혹은 최악의 가능성을 대비해 봐도 실패할 확률보다 성공할 확률이 더 높았다.

환자 1인당 5만 원을 받을 경우 하루에 2명을 치료하면 하루 수익은 10만 원이고, 25일을 근무할 경우 250만 원이다. 필자인 내가 교수였을 때 월급이 딱 이 정도였으니, 하루에 2명만 온다면 남는 장사(?)였던 것이다.

최악의 상황에서 '하루에 2명 안 오겠나?'라는 막연하지만, 확신이 들었다. 더 이상 고민할 이유가 없었다. 그렇게 센터오픈을 결정하고 와이프에게 1천만 원만 달라고 했다. 지금 생각해 보면 당시에 내 신용대출로 했으면 자금이 여유가 있었을 텐데, 당시만 하더라도 돈이라고는 신경을 써 본 적이 없었던 선생이었던 터라 지금 생각하면 피식 웃음이 나온다.

과하지욕 (胯下之辱)

그렇게 딱 1천만 원을 받아들고 사무실을 구하러 다녔다. 내 생전에 건물을 임대해 본 적이 없었던 터라 막무가내로 부동산의 문을 열고 들어갔다.

"어떻게 오셨어요? 이쪽으로 앉으시죠. 차는 뭐로 드릴까요?"

라면서 첫 손님에 대한 환대가 있다. 그런데 문제는 그다음부터다.

"네, 자그마한 사무실 하나 알아보려고 왔습니다."

"몇 평 정도 건물을 찾습니까?"

"교정원 같은 걸 하려고 하는데, 한 열댓 평 정도면 됩니다. 화장실이 있으면 좋고, 엘리베이터는 꼭 없어도 됩니다."

부동산 소장님은 억 단위의 건물을 소개한다. 이런저런 장점이 있고, 주인이 좋고, 새 건물이고 등등의 자랑을 늘어놓은 끝에 이어지는 말.

"올 전세는 2억 5천입니다."

허걱.

"소장님, 보증금 1천만 원짜리 사무실은 없습니까?"

그다음부터 소장님의 태도가 돌변한다.

바빠 주겠는데, 웬 손님 같지도 않은 녀석이 찾아와서는 시세도 모르고 지껄이고 있으니 답답하기도 했을 것이다.

몇 군데 부동산을 들러보고 현장을 방문해 보면서 당시에 내가 겪었던 굴욕감은 이루 말할 수가 없다.

돈이 없어서 부끄러웠다. 이쯤에서 '가랑이 사이로 기어서 지나가는 치욕'이라는 뜻의 한자성어, 과하지욕(胯下之辱)이 생각난다.

한신(韓信)은 전국시대 최고의 명장으로, 유방의 오른팔로서 한나라 건국에 큰 공을 세운 인물이다. 가난한 가정에서 태어났지만 어려서부터 장차 나라의 최고 명장이 되리라는 큰 뜻을 품은 한신은 『손자병법』을 밤낮으로 탐독하며 늘 보검을 차고 다녔다.

시간이 흘러도 출세의 기회가 찾아오지 않자 마음이 조급해진 한신이, 하루는 주막에서 술로 공허한 마음을 달랬다. 한신이 주막을 나와 골목에 들어서자, 동네에서 소문이 자자한 불량배가 길을 가로막으며 싸움을 걸었다.

한신은 싸워 봤자 의미 없고 대구해 봤자 더 큰 싸움이 될 것임을 알고 길을 비켜 달라 부탁하며 한 발자국 물러나자, 불량배는 더욱 신이 나 끈질기게 붙잡고 놔주지 않았다.

"키는 8척인 녀석이 배짱이라곤 눈곱만큼도 없군. 이깟 일도 못하겠다면 내 가랑이 밑으로 기어 나가려무나."

불량배가 두 다리를 쩍 벌리고 선 사이, 구경꾼들이 우르르

몰려들었다. 심한 모욕에 한신은 한 손으로 보검을 꽉 잡고 그를 노려보았으나, 그를 죽였다가는 살인죄로 신세를 망칠 것을 생각하며 납작 엎드려 그의 다리 사이로 엉금엉금 기어 지나갔다. 모여들었던 구경꾼들은 그런 한신을 비웃으며 '가랑이 사이로 지나간 놈'이라고 불렀다.

훗날 병사가 된 한신은 항우로부터 출중한 무예 실력을 인정받아 출세길에 올랐고, 유방의 오른팔로서 한나라 건국에 지대한 공을 세웠으며, 그 공으로 초왕이 되었다. 한신은 과거를 돌이켜 보며 이렇게 말했다고 한다.

"오늘의 내가 있는 건 그때의 굴욕을 참았기 때문이다."

대업을 이루기 위해 한순간의 굴욕을 참아 낸 한신의 이야기에서 보듯, 한자성어 과하지욕(胯下之辱)은 큰일을 위해서 눈앞의 굴욕도 참고 견뎌 낼 줄 알아야 한다는 뜻으로 사용된다.

꿈은 반드시 이뤄진다

센터 창업의 성공 확률은 80% 이상이다. 무조건 창업하라. 그리고 목표를 높게 잡아라. 적어도 현재 급여의 2배 이상을 목표액으로 잡아야 한다. 목표액이 클수록 최선의 노력을 다하게 된다. 그리고 꿈은 반드시 이뤄진다.

믿어라. 급여생활자와는 달리 죽기 전에 당신의 에너지를 100% 쏟을 수 있는 방법은 창업뿐이다. 적어도 죽기 전에 단

한 번이라도 당신의 일을 해 봐야 하지 않겠는가.

센터 창업은 다른 창업과는 달리 초기 투자금이 거의 들지 않는다고 해도 무방하다. 화려한 실내 인테리어를 하는 것도 아니고, 많은 재료비가 드는 것도 아니다. 개원 당시에 투입된 돈 중에 임대료는 100% 회수되는 돈이다. 전동테이블이나 운동장비 역시 고스란히 남는 것이다. 따라서 설령 망했다 해도 급여를 조금 적게 받은 것 외에는 잃을 게 없다.

음식점이나 제조업은 원재료 구입비가 많이 들고 관리 및 유통에 소비되는 돈이 많이 들지만, 센터 창업은 1인 창업으로서 나의 몸이 곧 재료이고 수익원이 된다. 내 몸 움직여서 창업을 할 수 있으니 이보다 더 쉽게 창업을 할 수 있는 게 뭐가 있을까?

어떠한가? 한번 해 볼 만하지 않은가!

Chapter 02

센터 창업의
성공 가능성 예측하기

과거 실패의 경험과 용기 부족으로 인해 진정으로 원하는
일을 해 보지 못하고 죽는다면 어쩌면 어린 코끼리의 모
습을 떠올리면서 당신 또한 그렇게 늙어 가게 되지는 않
을는지…. 어린 코끼리가 되지 않기 위해서라도 더 늦기
전에 지금 당장 시도해 보기를 권한다.

센터 창업. 성공 가능성은 얼마나 될까? 사람마다 다르겠지만, 필자가 센터를 창업했을 당시의 계산은 다음과 같다.

환자 1명당 5만 원을 받을 경우 하루에 2명을 치료하면 하루에 버는 수익은 10만 원이다. 그렇게 한 달에 25일을 일한다고 가정하면 약 250만 원이 된다. 만약 하루에 평균 10명을 치료한다면 한 달 수익은 1,250만 원이다. 자, 어떠한가? 한번 해 볼 만하지 않은가?

화려한 실내인테리어가 필요한 것도 아니고, 최첨단 의료장비를 구입할 필요도 없다. 최악의 상황을 고려하더라도 급여를 못 받아 간 정도이지, 은행대출이 많지도 않으니 파산의 위험도 없고, 금전적인 압박이 심하지 않으니 쉽게 재기할 수도 있다. 그래도 안 되면 다시 돌아갈 수 있는 곳이 있는데, 한번 도전해 볼 만하지 않은가 말이다.

많이 아는 사람이 성공한다는 보장은 없다. 많이 알더라도 실행하지 않으면 만물박사일 뿐이다. 반대로 전혀 모르는 일을 한다는 것도 위험하기는 매한가지다. 하지만, 당신은 물리치료사로서 병원에서 환자를 치료해 본 경험이 있으니 맨땅에 헤딩하는 격은 아니라는 점에서 센터 창업은 한번 가 볼 만한 길임에는 틀림이 없다.

말뚝에 묶인 어린 코끼리 이야기를 아는가? 넓은 초원에 목이 쇠사슬로 묶인 어린 코끼리가 있었다. 그 코끼리는 매번 주인이 주는 음식만 먹었고, 쇠사슬이 허락하는 영역까지만 움직이면서 살고 있었다.

그러던 어느 날, 이웃 마을에 살던 코끼리 가족들이 초원을 지나가면서 쇠사슬에 묶여 있는 어린 코끼리를 만나게 된다. 가족들과 함께 초원 반대편에 있는 강으로 소풍을 가는 길이었다. 쇠사슬에 묶여 있는 어린 코끼리에게 함께 놀러 가자고 제안했을 때, 그 어린 코끼리는 그제야 자신의 목에 쇠사슬이 묶여 있는 현실을 알아챈다.

어린 코끼리는 너무도 따라가고 싶은 마음에 힘을 줘서 쇠사슬을 끊으려고 시도를 한다. 한 번, 두 번, 세 번…. 하지만 어린 코끼리는 힘이 모자라 쇠사슬을 끊지 못하고 현실에 안주하게 된다.

그러고 십수 년이 흘러 다시 이웃의 코끼리 가족들이 초원을 지나가게 된다. 그런데 십수 년 전에 봤던 그 어린 코끼리는 자신의 몸이 많이 성장했음에도 불구하고 여전히 목에 쇠사슬이 감긴 채로 살고 있는 것이었다.

"이제 덩치도 많이 컸고 힘도 세졌으니 쇠사슬을 끊을 수 있을 거야. 쇠사슬을 끊고 우리와 함께 초원 밖에 있는 개울가로 놀러 가서 수영도 하고, 맛있는 음식도 먹으면서 재미있게 놀다 오자."

그 말에 용기를 얻은 어린 코끼리는 힘을 줘서 쇠사슬을 끊으려고 시도를 한다. 한 번, 두 번, 세 번…. 목에는 피가 흐르기 시작했고, 결국 초원을 적시는 붉은 피를 보면서 어린 코끼리는 또 한 번 좌절하게 된다.

그 후 많은 세월이 흘러 다시 이웃집 코끼리 가족들이 초원을 지나게 되었다. 100톤이나 되는 거구의 몸이 되었음에도 불구하고 여전히 목에 쇠사슬이 감긴 채 주인이 던져 주는 음식만을 먹으면서 쇠사슬이 닿는 영역까지만 움직이면서 살고 있는 어린 코끼리를 발견하게 된다.

"코끼리야, 너의 몸은 이미 100톤이야. 이제는 쇠사슬을 끊을 수 있을 거야. 쇠사슬을 끊고 우리와 함께 저 멀리 여행을 가자꾸나."

그 말에 용기를 얻은 어린 코끼리는 마지막이라는 심정으로 다시 한번 용기를 내어 보기로 했다. 한 걸음, 두 걸음, 세 걸음…. 말뚝과 목을 연결한 쇠사슬이 팽팽해지던 순간, 어린 코끼리는 더 이상 힘을 쓰지 못하고 포기하고 만다. 자신의 몸에 상처를 내고 피를 흘렸던 옛 기억이 떠올라서 마지막 순간에 용기를 내지 못하고 포기한 것이다.

그렇게 세월은 흘러 늙어 버린 100톤의 거구의 몸이 된 어린 코끼리는 앞무릎이 꺾이고 뒷무릎이 꺾이면서 초원에 쿵~ 하고 쓰러졌다. 그 순간 코끼리의 무게를 이기지 못하고 말뚝이 쑥 뽑히고 만다. 그 말뚝을 보면서 눈물을 흘리면서 죽어 갔다는 이야기다.

더 늦기 전에, 지금 당장

과거 실패의 경험으로 인해 두 번 다시 새로운 시도를 해 보기를 포기한 어린 코끼리의 모습이 혹시 당신의 모습은 아닌지 생각해 볼 일이다. 과거 실패의 경험과 용기 부족으로 인해 당신이 진정으로 원하는 일을 해 보지 못하고 죽는다면, 어쩌면 어린 코끼리의 모습처럼 당신 또한 그렇게 늙어 가게 되지는 않을는지….

아는 것과 아는 것을 행동으로 옮기는 것은 전혀 다른 이야기다. 백 가지를 아는 사람보다는 한 가지를 실천하는 사람이 낫다는 말은 우리에게 많은 귀감이 된다.

더 늦기 전에, 어린 코끼리가 되지 않기 위해서라도 지금 당장 시도해 보기를 권한다.

Chapter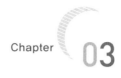

마케팅 전략

인터넷 시대에 맞게 대중들은 거의 모든 정보를 인터넷을 통해 찾는다. 누구한테 물어보는 것도 귀찮아한다. 스스로 인터넷을 검색해서 스스로 선택한다. 인터넷을 이용한 홍보를 하지 않을 수 없다.

마케팅, 사업을 위해서라면 꼭 필요하지만 결코 쉽지만은 않다. 그렇다고 포기할 수도 없다. 카페나 블로그는 반드시 만들어야 한다. 그곳에 나의 장점이나 센터 이야기 혹은 치료 이야기에 대한 글을 지속적으로 올려야 한다. 다른 글을 스크랩해서 오는 것도 좋지만, 웬만하면 자신의 경험을 적은 글을 올리는 것이 더 감동을 줄 수 있다.

타깃고객을 생각해 보자. 결국은 내가 사는 동네 사람들이 나에게 온다. 먼 지역에서 오는 경우는 많지 않다. 그렇다면 마케팅의 영역을 전국으로 할지, 지역으로 할지 결정할 수 있을 것이다.

지역 카페나 밴드에 가입해서 홍보성 글이나 의료에 관한 글, 치료 경험담을 올리면 호응을 얻을 수 있다. 이보다 더 효과적인 것은 치료받은 환자분들이 스스로 후기를 올려 주는 것이다.

더러, '나의 글이 거절당하면 어떻게 하나?'라는 두려움이 생길 수도 있다. 나 역시 그렇다. 그럼에도 불구하고 지속적으로 홍보성 글을 올리는 이유는 '나의 제안이 거절된 것은 내가 거절된 것이 아니라, 나의 제안이 거절된 것일 뿐이다.'라는 어느 책에서 본 문구 때문이었다.

자신감을 가져라. 창업은 생존이다. 환자가 오지 않으면 망한다. 나의 글이 거절당하는 것보다 창업이 망하는 것이 더 부끄러운 일이다. 내가 올린 글에 악성댓글이 달리는 것이 뭐 대수겠는가?

최대한 예의를 지키면서 전문가다운 글을 적는다면, 그 장문의 글을 읽는 사람들이 악성댓글을 쉽게 달지는 못할 것이다. 나 역시 악성댓글을 보면 마음에 상처를 크게 입는다. 그만큼 자존심이 강하기 때문이리라. 그래서 나는 글을 적을 때마다 항상 내 글을 읽는 환자의 마음을 생각하면서 적는다. 필자인 나 스스로 내 자존심을 지키고 생존하기 위함이다.

내 자존심만 중요하다고 생각하면 아무것도 하지 못한다. 아무것도 하지 않으면 망한다. 해 보고 안 되면 수정을 할 수 있지만, 하지 않고 주저앉아 있을 수는 없지 않은가.

소문을 듣고 알음알음 찾아오는 게 센터를 내원하는 고객들의 특징이지만, 그래도 마케팅을 포기할 수는 없다. 특히 요즘같이 인터넷이 발달해 있는 상황에서는 더욱 그렇다.

사람들은 온라인상에서 더 쉽게 만나고, 서로 얼굴을 모르기 때문에 신분 혹은 학벌이나 외모 등에 상관없이 서로가 수평 관계를 유지하기 때문에 응집력이 더 강할 뿐만 아니라, 모이는 사람 또한 오프라인에 비할 바가 아니다. 따라서 온라인상에서의 적극적인 홍보 마케팅을 포기해서는 안 된다.

요즘은 회원 수가 많은 카페의 경우, 홍보를 하려면 협약을 맺어야 한다. 한 달에 5~6만 원을 지불하더라도 그 카페를 통해 환자가 1명만 와도 홍보비용은 빠진다. 따라서 유료라 하더라도 마다해서는 안 된다.

인터넷 시대에 맞게 대중들은 거의 모든 정보를 인터넷을 통해 찾는다. 누구한테 물어보는 것도 귀찮아한다. 스스로 인터넷을 검색해서 스스로 선택한다. 인터넷을 이용한 홍보를 하지 않을 수가 없다. 신문이나 전단지 혹은 버스 광고에 비하면 매우 저렴하게, 그것도 아주 효과적으로 원하는 고객을 타깃팅해서 홍보할 수 있다.

이를 위해서는 홈페이지를 자주 리뉴얼하고, 카페와 블로그를 항상 잘 관리해야 한다. 나 역시 특정 카페나 블로그에 접

속했을 때 글이 올라온 날짜가 한참 이전에 올라온 것이고, 글의 개수도 적으면 잘 둘러보지 않게 된다. 센터를 찾는 고객들도 마찬가지일 것이다. 마케팅 전문가를 채용할 수 있는 상황이 아니니 혼자서 해결해야 한다.

아니면, 비용이 좀 들더라도 홈페이지를 만드는 것이 더 나을 수도 있다. 한 번쯤은 고려해 볼 만한 일이다. 그러나 홈페이지 제작비용이 최소 300~500만 원 소요된다는 점을 고려하면, 내가 직접 만드는 카페나 블로그가 더 나을지도 모른다.

질환별 소책자를 준비해라

환자가 내원하면 최초 상담 과정을 통해 환자가 불편해하는 증상들을 적고, 설명을 드리고, 치료를 시작하게 되는데, 환자 한 명당 소요되는 시간은 정해져 있다.

내가 더 치료를 해 드리고 싶어도 환자들도 바쁜 시간 쪼개서 온 것이기 때문에 치료실에 오래 머물 수 없는 경우가 많다. 예약시간에 맞춰서 자신의 일정을 조율해서 치료를 받으러 오는 것이기 때문에 최대한 짧은 시간에 치료를 끝내야 한다.

물론 내원 전보다 증상이 호전되어 있어야 한다. 환자는 안다. 내가 전문가인지 아마추어인지…. 자신의 몸에 치료사가 손을 대는 순간 직감적으로 안다. 또한 나의 접촉이 추행인지 치료인지도 동물적인 감각으로 안다. 그래서 자신의 몸을 당신에게 맡기는 것이다.

바쁜 현대인인 우리 고객들을 위해서 많은 시간을 할애해서 설명할 시간이 여의치가 않다. 고객들만 바쁜 것이 아니라, 치료사 역시 다음 예약 환자가 기다리고 있기 때문에 시간에 맞춰야 한다.

이럴 경우를 대비해서 질환별 소책자를 만드는 것이 좋다. 책자를 읽어 보면 환자가 원하는 정보를 얻을 수 있어야 한다. 그 소책자를 다른 분께 전달하게 되면 자연적으로 홍보 효과도 거둘 수 있을 것이다.

글재주가 없다면 인터넷에 흘러 다니는 의료정보를 수집해서 만들어도 좋다. 또, 소책자에 담을 정도의 내용이 아니라면 팸플릿을 만드는 것도 좋다. 그도 아니면 종이 한 장짜리에 만들어도 좋다. 어쨌거나 환자에게 의료 정보를 전달하는 동시에 홍보 효과를 노릴 수 있다는 장점이 있다.

♥ 홍보, 양날의 칼

마지막으로 첨언하자면, 대외적으로 홍보를 하는 것은 양날의 칼이다. 모든 고객이 당신의 의견에 동의하지 않는다. 온라인 홍보는 전파되는 속도가 빠른 만큼 센터에 대한 좋지 않은 이미지 역시 빠르게 전파된다. 그래서 양날의 칼이라고 하는 것이다. 그래서 늘 조심하고 겸손해야 한다.

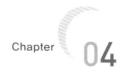

Chapter **04**

품위를 지켜라

1인 센터라고 해서 당신 마음대로 옷을 입고 출근을 한다면 치료를 받으러 오는 환자 또한 당신을 신뢰하지 않을 것이다. 전문가로 보지 않는데 돈을 지불하면서까지 당신에게 치료를 받으러 오지는 않을 것이다.

몸가짐에서 품위를 보여라

그래, 품위를 지키자. 치료사는 막노동하는 사람이 아니다. 시장에서 생선을 파는 장사꾼도 아니다. 몸가짐에서 품위를 보여야 한다.

1인 센터라고 해서 당신 마음대로 옷을 입고 출근을 한다면 치료를 받으러 오는 환자 또한 당신을 신뢰하지 않을 것이며, 주변에서 당신을 보는 시선 역시 당신을 전문가로 보지 않을 것이다. 전문가로 보지 않는데 돈을 지불하면서까지 당신에게 치료를 받으러 오지는 않을 것이다.

따라서 외모를 단정히 하고, 말과 행동을 무겁게 해야 한다. 특히, 체육복을 입고 출근하거나 슬리퍼를 신고 출근하는 행위는 어렵게 결심한 당신의 창업을 망하게 하는 지름길이다.

사직서를 요청한 원장 이야기

필자가 1년 6개월간 운영했던 센터를 접고 처음 의료기관을 개원했을 때, 원장으로 채용한 의사는 나이가 젊은 30대 초반이었다. 젊은 친구인지라, 밤늦게까지 술을 마시고 늦잠을 잤을 것이고, 아침에 늦게 일어나게 되고, 아침에 깨워 주는 가족도 없고 아침밥을 챙겨 주는 사람도 없었을 테니 생활이 엉망이 되는 것은 당연지사였을지도 모른다.

시간이 지날수록 출근시간이 늦어지는 날이 하루 이틀 늘어나기 시작한다. 걱정스런 마음에 여직원을 시켜 원장님께 전화를 걸어 보라고 한다. 처음에는 이제 일어났다고 하고, 어떤 날은 가고 있다고도 하고, 또 어떤 날은 주차장에서 차를 빼다가 사고나 나서 늦는다고 하고…. 어떤 날은 아예 연락 두절이다.

대기실에는 환자들이 기다리고 있고, 9시를 넘어서 9시 15분, 심지어는 30분까지 지각을 하니 나로서는 피가 마를 노릇이었다. 다른 직원과 달리 원장이 없으면 진료 자체가 불가능하다. 그런데 뒤늦게 허겁지겁 달려와서 출근하는 꼴이라니…. 그것도 슬리퍼에, 무릎 앞이 툭 튀어나온 체육복. 아마 잠옷으로 입고 잤다가 일어나자마자 출근을 했을 테지. 입에서는 담배 냄새가 섞인 썩는 냄새가 진동을 한다.

그래도 병원을 대표하는 원장이었던 터라 최대한 배려를 해드렸지만, 결국 1년이 못 되어 사직서를 받게 되었다. 내가 4년간 병원을 운영하는 동안 많은 직원들이 이직과 사직을 했

지만, 나 스스로 사직서를 요청한 것은 그 초대원장이 처음이
자 마지막이었다.

흔들리지 말고 자리를 지켜라

이 모습이 센터를 개원한 원장인 당신의 모습이라면 상태
는 심각하다. 센터를 오픈해서는 안 된다. 이런 정신상태로
는 병원에 취직을 해도 매한가지다. 특히, 병원 생활에 적응
을 못해서 도피처로 센터를 오픈할 요량이면 절대 하지 마라.
100% 망한다.

돈 벌기 참 쉽지 않다. 좌판만 벌여 놓으면 환자들이 득달같
이 달려들 것 같지만, 센터 창업은 하루하루가 피 말리는 전
쟁이다. 그 결과가 당신에게 고스란히 돌아온다. 환자가 오지
않으면 망한다. 망하면 세상 사람들이 손가락질하며 '내 그럴
줄 알았다'라고 하면서 냉소를 보낸다. 그 치욕과 수모를 감당
해야 한다.

그렇다고 환자가 많아서 잘되면, 시기하고 질투하는 사람이
많아지며 온갖 잡다한 민원이 제기된다. 성질 같아서는 다 때
려치우고 싶은 마음이 하루에도 수십 번씩 든다. 그래도 끝까
지 품위를 지키고, 흔들리지 말고, 자리를 지켜라.

Chapter 05

반드시 성공하라

대한민국의 5만 물리치료사들이여, 1인 창업의 길을 나서
라. 그리고 반드시 성공하라. 센터 창업은 직장을 바꾸는
정도가 아니라, 인생을 건 싸움이다. 그래서 두려운 것이
고, 그래서 반드시 성공해야 한다.

성공이라는 기준에 대해서는 각자가 정할 일이지만, 세상 그 어느 누구도, 적어도 가족을 제외한 나머지 그 어느 누구도 당신의 성공을 바라지 않는다. 어느 누구도 나의 성공을 바라지 않는다고? 그렇다.

센터 창업을 그 누군들 꿈꿔 보지 않았을까? 여력이 안 되어서, 용기가 부족해서, 돈이 없어서…. 이런저런 계산된 결과가 현재의 모습이다.

누군들 1년 365일 똑같이 흘러가는, 그렇다고 급여에 큰 변동이 없는 병원 생활을 하고 싶겠는가? 누군들 멋지게 원장 소리 들으면서 자기 센터에 주인으로 출근하는 모습을 상상하지 않겠는가? 멋지게 옷을 입고, 화려한 외출을 하고, 멋진 자동차를 타고, 비싼 아파트에 사는 꿈을 꾸지 않겠는가?

그럼에도 불구하고, 그 길을 가지 못하는 것은 다 그만한 이유, 즉 안 된다는 혹은 실패할 수밖에 없다는 수만 가지 이유를 대면서 스스로를 위안하고 사는 것이지.

근데 어느 날, 자기보다 임상경험도 짧고, 나이도 어리고 혹은 학벌도 낮고 혹은 키도 작고 혹은 못생긴 녀석이, 물론 그렇지 않을 수도 있지만, 어쨌거나 자신보다 못난 녀석이 병원을 그만두고 센터를 오픈한다고?

무슨 생각이 들까? '와~ 그 녀석 대단한데?'라고 격려의 마음이 생길까? 아니면 '어라~ 이 녀석?', '잘되나 한번 보자.' 이런 마음이 생기지 않을까?

그래, 역시나 그렇다. 그 어느 누구도 당신의 성공을 바라는 사람은 없다. 하나같이 당신의 실패를 기다리고 있을 뿐이다. 그래야 할 말이 생기기 때문이다.

"그 봐라. 내가 망할 줄 알았다 했잖아. 안 될 줄 알았다니깐. 내 말을 들었어야지."

"그래, 역시 난 내 자리를 지키고 있는 게 잘한 일이야. 휴~~"

하고 한숨을 내려놓을 것이다. 인간의 마음은 이토록 간사하다.

필자인 나는 사람을 믿지 않는다. 사람을 믿음으로써 세상 사람들과 더 잘 어울릴 수도 있고, 사업도 성공할 수 있을까? 아니면 반대로 사람을 믿지 않음으로써 세상 사람들과 더 잘 어울릴 수 있고, 사업도 성공할 수 있을까?

이 물음에 대해 대부분의 사람들은 의심할 겨를도 없이 전자가 맞다고 생각할 것이다. '서로 믿지 않고 어떻게 만남을 지속할 수 있고, 사람을 믿지 않는데 어떻게 사업을 성공시킬 수 있을까?'라고 말이다. 실제로 그럴까?

사람을 믿지 않기 때문에 언젠가는 나를 배신할 수도 있고, 나를 떠날 수도 있고, 뒤돌아서 내 욕을 할 수도 있기 때문에 그 상대방을 더 배려하고, 그 상대방의 말을 경청하고, 그 상대방의 마음을 상처내지 않으려고 노력하지 않을까? 이러한 마음의 연속이 세상 사람들과 더 잘 어울릴 수 있고, 나와 함께하는 동료 혹은 직원들의 마음을 더 얻을 수 있는 길이지 않을까?

✦ 의심이 아닌 변할 수 있다는 믿음

마키아벨리의 『군주론』과 『한비자』가 이야기하는 공통된 주장은 인간은 간사하고 사악하다는 데서 출발한다. 그 바탕 하에 인간관계가 성립되고, 세상은 발전한다는 것이 나의 생각이다. 지도자의 리더십에 관한 것이지만, 세상을 사는 인간 개개인에게도 공히 적용될 말이다.

심지어 난 내 아내도 믿지 않는다. 의심하는 것이 아니라, 언제든지 마음이 변할 수 있다는 것을 믿는다. 그래서 늘 조심하고, 어제보다는 더 사랑을 베풀려고 하고, 아내의 복잡다난한 마음을 불안불안한 마음으로 늘 조심한다. 언젠가는 이 혼당할 수 있다는 두려움도 있다. 따라서 이런 결과를 만들지 않기 위해 더 노력하는 것이다.

자, 어떠한가? 사람을 믿는 것과 믿지 않는 것. 그 결과는 어느 것이 더 옳은 것일까? 혹시 믿는 도끼에 발등 찍혀 본 적 있는가? 각자가 판단할 일이지만, 나의 이야기가 영 헛소리만은 아니란 것을 알게 될 것이다.

♀ 성공, 인생을 건 싸움

대한민국의 5만 물리치료사들이여, 1인 창업의 길을 나서라. 그리고 반드시 성공하라. 당신의 이름을 그들의 입방아에 올리는 것은 당신과 그들이 비슷하거나 혹은 못났다고 생각하기 때문이다. 자존심 상하는 일이다.

'어디서 감히 나를 너와 같은 수준에 올려서 씹어 대느냐?'고 마음속으로 윽박질러야 한다. 그리고 본때를 보여 줘야 한다. 그것은 말이 아니라, 성공이라는 결과로 보여 주는 것이다. 그래야 더 이상 그들이 나를 그들의 술안주거리로 삼지 않을 것이다.

성공. 이것이 두렵다면 가지 마라. 간다면 반드시 성공해야 한다. 센터 창업은 직장을 바꾸는 정도가 아니라, 인생을 건 싸움이다. 그래서 두려운 것이고, 그래서 반드시 성공해야 한다.

Chapter 06

5년 전 나의 일기

오늘 이 일기를 2년이 지난 후 다시 보게 될 것이다. 2년 뒤 나의 위치가 어디에 와 있으며, 오늘 적은 나의 마음이 얼마만큼 진행이 되었는지 스스로를 되돌아보게 될 것이다. 슬프고 힘들지만, 또 포기하지 않고 새로운 꿈을 향해 앞으로 앞으로 나아갈 것이다.

2012년 5월경 '22세기 척추연구소'라는 센터를 오픈한 이후 본인이 운영하는 카페에 올린 글이다.

개원한 지 6주 정도 지났다. 하루 치료 환자 8~10명. 이 정도면 충분히 안정권이라고 생각한다. 신환이 없을 땐 조금 불안한 마음이 들기도 하지만, 이내 또 신환이 찾아와서 부족한 부분을 메워 준다. 선순환이 일어나고 있다.

처음에는 아는 지인들의 소개로 온 환자들이 대부분이었다. 내게 치료를 받은 사람이 다른 사람을 소개하는 순환 고리가 연결되지 않으면 쇄락의 길을 갈 것이라 여겼다. 하지만 이제 지인들의 소개로 오는 분은 확연히 줄었고, 내게 치료를 받은 사람의 소개로 내 치료실을 찾는 환자가 확연히 늘었다. 이게 내가 생각하는 선순환이다.

고민 또한 있다. 임상가들이 나를 바라보고 있고, 나의 제자들이, 전국의 수많은 교수들이 나를 보고 있다는 사실이다. 기실, 나만의 생각이면 좋겠다.

난 반드시 성공할 것이다. 성공의 기준이 뭐고, 어디까지인지 정확하지는 않지만, 난 반드시 성공할 것이다. 그래서 최선을 다해 치료를 하고 있다.

임상을 떠난 지 10년 만에 다시 돌아왔다. 모든 게 낯설었다. 이론만 있고, 임상은 없었다. 처음엔 온몸으로 덤볐다. 사실이다. 치료기술이 없는 나로서는 어쩔 도리가 없었다. 처음엔 한 명당 1시간이 소요되었다. 지금은 30분 정도 소요된다.

소지구로 압박을 하니 염증이 생긴 듯한 통증이 있었다. 그래서 엄지손가락으로 압박을 했고, 손가락으로 압박을 했더니 손가락이 아파서 테이핑으로 징징 감고 했다.

이젠 팔꿈치로 하는데, 팔꿈치 피부가 마찰에 의해 쓰리는 통증이 오고 있다. 이 또한 내가 강해져 가는 하나의 과정이라고 생각한다.

주위분들이 많이 안타까워한다. 아버지, 어머니, 장인장모, 내 아내…. 그리고 나의 제자들…. 내가 다시 학교로 돌아가건 그렇지 않건 난 지금 이 자리에서 최선을 다하고 있으며, 반드시 성공할 것이다.

내가 임상에서 성공한다는 것. 무엇을 의미할까? 과연 만인의 축복을 얻게 될까? 결코 그렇지 않을 것이다. 이점이 내가 두려운 것이다. 안정권에 올라왔지만, 새로운 두려움이 생긴 것이다. 그것은 바로 임상가들이 나를 바라보는 시선이다.

'교수가 임상을 뭘 알아?' 하던 시선이 성공한 나의 모습을 보고 존경을 표할까? 결코 그렇지 않을 것이다. 오히려 나를 더 시기하고 질투할 것이다. 자신들의 나와바리(?)를 무단 점거한 이단아로 여길 것이다. 분명한 사실이다.

그렇다면 어떻게 해야 할까? 다시 학교로 돌아가야 할까? 환자 수를 줄여서 고만고만하게 조용히 지내야 할까? 난 그 답을 알고 있다. 나를 시기하고 질투하는 사람은 내가 자신들과 비슷한 위치에 있다고 생각하기 때문에, 자신들의 경쟁상대가 된다고 생각하기 때문에 나를 입방아에 올리는 것이다.

그렇다면 답은 하나다. 내가 그들과 경쟁이 되지 않는 위치로 올라서는 것이다. 내가 가고자 하는 길이며, 내가 생각하는 답이다. 임상가들이 나를 인정할 수밖에 없는 위치, 나를 자신들의 경쟁상대로 여길 수 없는 정도의 위치인 것이다.

오늘 이 일기를 2년이 지난 후 다시 보게 될 것이다. 2년 뒤 나의 위치가 어디에 와 있으며, 오늘 적은 나의 마음이 얼마만큼 진행이 되었는지 스스로를 되돌아보게 될 것이다. 슬프고 힘들지만, 또 포기하지 않고 새로운 꿈을 향해 앞으로 앞으로 나아갈 것이다.

2년 뒤 난 반드시 또 다른 위치에 올라 있을 것이다. 새로운 꿈을 향해 출발~~~ 파이팅!

2012년 5월 2일 오전 9시 21분 연구소에서

딱 5년 전에 올린 글이다. 당시에는 15평짜리 엘리베이터도 없는 허름한 3층 건물에 3층에 위치한 개인 치료센터였지만, 지금은 140평 규모의 양·한방 의료기관을 운영하고 있으며, 직원은 본인을 포함해서 12명이다.

성공했다고 말할 수는 없지만 적어도 내가 5년 전에 나 스스로에게 약속한 것에 대해 부족함은 없는 것 같다고 자평한다. 앞으로도 나의 도전은, 그리고 성공은 계속 진행될 것이다.

Chapter 07

치료에 자부심을 가져라

스스로 프로(professional)라는 마음을 가져라. 그것은 고스란히 환자에게 전달된다. 도수치료 전문가로서 치료에 대한 확신을 갖고 환자를 치료하면 된다. 그것으로 끝이다. 결정은 환자가 하는 것이며, 결과로 말하는 것이다.

5년 전 개원 초기에 나는 치료에 대한 확신이 없었기 때문에 단순히 주물러 주는 정도에 머물렀다. 내 실력이 이 정도밖에 되지 않았으니 환자들이 나를 자기 몸 주물러 주는 사람으로 인식하는 듯한 느낌이 들 때가 많았다. 어느 누구도 그런 말을 한 적이 없는데 나 혼자 그런 마음이 들었다. 자책이었다.

자존심이 상했다. 포기하고 싶었지만, 더 이상 돌아갈 곳이 없었다. 제자들이 병원에서 직원으로 취직을 하고 있는데, 교수였던 내가 제자들과 동등한 신분으로 병원의 직원으로 일을 한다는 자체가 용납되지 않았다.

배운 게 도둑질이라고, 물리치료 외에는 할 수 있는 게 없었던 나로서는 환자를 치료하는 것 외에 별다른 선택지가 없는 상황이었다. 물러날 수 없었다.

그래서 임상과 관련된 책이란 책은 거의 다 봤다. 내가 갖고 있지 않은 책들은 동료 교수들을 통해 얻어서 읽었다. 유투브에 있는 치료 영상은 거의 다 탐독했다. 주로, 해외 영상을 많이 봤다.

개원 초기에는 환자가 그리 많지 않았기 때문에 많은 시간을 할애해서 공부를 할 수 있었다. 공부를 하면 할수록 내가 갖고 있던 기초지식과 맞물려 들어가면서 빠르게 임상환경에 적응하기 시작했다. 물리치료사들과 대화가 되기 시작했다.

도수치료에 대한 확신

그즈음 물리치료사들과 내가 갖고 있는 치료에 대한 생각이 다르다는 것을 알게 되었다. 물리치료사들과 대화를 나눌 때면 충돌이 일어났던 것이다.

나는 치료에 대한 확신이 있었다. 하지만 대부분의 물리치료사들은 나의 치료기법이나 질환을 바라보는 관점에 동의하지 않았다. 그때 집필한 책이 바로『인체는 건축물이 아니다』이다. 내가 임상가들에게 하고 싶었던 말을 책으로 집필한 것인데, 벌써 4년 전이다.

이제는 치료에 대한 확신이 있다. 도수치료만이 인류를 위한 최고의 치료라는 확신을 갖고 있다. 이런 나의 확신이 무모하며 지극히 이문환 개인의 의견일 뿐이라고 인정하지 않는 사람들이 많다는 사실은 알고 있다. 그러나 그건 그들의 생각일 뿐, 나는 확신에 찬 발언이다.

과연 물리치료사들이 행하는 도수치료를 뛰어넘을 수 있는 치료가 뭐가 있는가? 의사들이 하는 주사와 약 그리고 수술, 한의사들이 하는 침과 한약 혹은 봉침 그리고 물리치료사가 하는 도수치료 중에서 어느 것이 가장 강력한 효과를 내고 통증을 제로로 만들 수 있을까?

서로 간에 장단점이 있다고 말하겠지만, 적어도 신경근골격계 질환에 대해서만은 도수치료만큼 강력한 것은 없다. 이것은 내가 억지를 부리는 것이 아니라, 이미 논문을 통해 검증이 끝난 것이다.

즉, 약이나 주사 그리고 침은 급성기 환자들에게 효과가 있을 뿐 6주 이상의 만성기 환자들에게는 그 효과가 아주 미미하다는 연구 결과를 통해 이미 검증이 끝난 상태이다.

따라서 1~3회 이내에 주사나 침 치료가 효과를 발휘하지 않는다면 그것으로 끝이다. 특히 주사는 반감기가 빠르다. 또한 내성이 강하기 때문에 그 효과 또한 빠르게 사라진다.

하지만 도수치료는 치료횟수가 거듭될수록 효과는 극대화된다. 최종적으로는 통증이 제로가 되고, 기능은 정상이 된다.

믿거나 말거나, 21세기 치료의 메인은 물리치료사가 될 것이라는 확신에는 아직도 변함이 없다. 오히려 시간이 지날수록 더 공고해질 것이다.

5년 전에 나는 단순히 주물러 주는 정도의 물리치료사였지만, 이제는 치료를 하는 물리치료사가 되어 있다. 그만큼 내 치료에 대한 자신이 있고, 내 치료를 믿지 않는 사람들 앞에서도 당당하다. 그리고 결과로 보여 준다.

먼저 환자로부터 증상을 듣는 것으로 진단을 내린다. 몇 마디 증상으로 진단이 내려지지 않으면 추가적인 질문을 좀 더 해 보고, 추가적인 테스트를 진행해 보기도 한다. 하지만, 대부분의 환자들은 몇 마디 들어 보는 것으로 진단은 끝이다. 그리고 바로 치료에 들어간다.

환자분들이 장황하게 늘어놓는 수십 년 전의 이야기는 아예 중간에서 끊고 듣지 않는다. 현재의 증상에 집중한다. 그러나 가끔 이런 과한 자신감은 나를 되돌아보는 계기가 되기도 한다. 차면 넘치는 법이다. 꼭 사고가 터진다.

환자를 치료하다 보면 치료가 잘되고, 예약환자가 많으면 나도 모르게 환자분들을 무시하는 등, 브레이크 없는 자동차처럼 내달리는 내 모습을 발견하곤 한다. 그럴 때면 순간 화들짝 놀라면서 한숨 고르고, 페이스를 조절한다.

세상일이 잘되기만 하지는 않고 항상 오르막과 내리막이 있기 때문에 최상이라고 느낄 때 추락할 것이라는 두려움이 자연스럽게 들면서 나 자신을 추스르고 침착하려고 노력한다.

치료에 자부심을 가져라. 그리고 스스로 프로(professional)라는 마음을 가져라. 그것은 고스란히 환자에게 전달된다. 도수치료 전문가로서 치료에 대한 확신을 갖고 환자를 치료하면 된다. 그것으로 끝이다. 결정은 환자가 하는 것이며, 결과로 말하는 것이다.

며칠 전에 본인이 운영하는 카페와 블로그에 올린 글을 첨부하면서 글을 마무리하고자 한다.

제목 : 아, 내 마누라 허리나 수술해라

제목 보고 깜짝 놀랐나요? 제가 의사들에게 하는 소리입니다.

"왜 멀쩡한 남의 마누라 척추를 자꾸 수술을 하려고 하노?"

과학적인 근거나 혹은 의사들 가족들을 대상으로 척추수술을 한 건수에 대한 조사 자료는 없지만, 카더라 통신에 의하면 대개 그렇습니다.

척추수술은 하지 마라! 이건 불문율과 같습니다. 근데도 아직 진주뿐만 아니라, 대한민국의 척추수술률은 전 세계에서 단연 1위입니다. 불명예입니다.

디스크가 빠져나와서 신경을 누르고 있어서 나리가 서려서 살 수가 없는데 수술을 안 한다고?

디스크가 터져서 MRI 상에 다 보이고, 환자는 허리를 조금만 숙여도 다리 쪽으로 번개가 치는 통증이 있는데도 수술을 안 한다고?

협착증이 심해서 100미터도 걸어갈 수 없는데 이 환자를 수술 안 한다고?

목 디스크가 심해서 팔이 끊어질 정도로 아픈데 수술을 안 한다고?

그건 네 생각이지? 네가 디스크가 왜 나오는지 알아? 네가 디스크가 터져 버리는 이유를 알아? 네가 협착증이 왜 생기는지 알아? 네가 목 디스크가 밀려나오는 이유를 알아? 알고 수술하는 겨 모르고 수술하는 겨?

많이 써서 그렇다고? 닳아서? 늙어서? 많이 써서, 닳아서, 나이가 들어서 그렇다면 젊은 사람은 왜 그러는데? 네 말이 사실이라면 나이가 든 사람은 태반이 척추수술을 하는가 말이다.

그런데 왜 재발하는데? 환자가 관리를 잘못해서 그런 겨? 핑계가 좋다. 당신의 수술은 잘됐고, 문제가 된다면 환자 탓이다?

의사들의 사고에 어쩌다가 이런 생각이 들어박히게 된 것인지 생각해 보면 이해가 안 되는 것도 아닙니다. 의사들은 6년간 내내 이론 공부만 하다가 전공의 과정 4년을 거치면서 전문의가 되는데, 문제는 이 4년 과정이 수술 중심이라는 것입니다.

오직 수술! 이것은 몇몇 의사만의 문제가 아니라, 전 세계 의사들이 갖고 있는 생각의 한계입니다. 그렇게 배워 왔으니 그들의 방법, 즉 수술만이 진실이라고 믿고 그 어떤 문제 제기를 하지 않는 폐쇄적인 사고… 그리고 일반인들의 건강강좌 수준만큼인 그들 의사들의 지식수준….

요즘은 예전만큼 협착증이나 디스크를 방치하다가 심하게 악화되어서 내원하는 환자들은 많이 줄어든 것 같습니다. 그만큼 허리 관리를 잘하고 있다는 방증이겠죠?

TV나 인터넷 그리고 책으로도 많은 내용들이 알려지면서, 그 내용들이 진실이건 아니건 일반 대중들의 머릿속에는 척추질환에 대한 지식이 많이 들어가 있는 상태인 것만은 사실인 것 같습니다.

본인이 몇 년 전에 책을 출판하고, 진주시민을 대상으로 'MBC 건강강좌' 할 때 했던 말이 생각이 나는군요.

"산부인과 병원이 망하는 이유가 뭘까요? 제왕절개보다는 자연분만이 태아나 산모에게 더 좋기 때문이라는 깨어 있는 의사들 때문에 제왕절개 수술률이 급감하고, 산부인과 병원이 쇄락의 길을 걷게 된 것일까요? 그렇지 않습니다. 산모 스스로 자연분만이 좋다는 의료지식이 상승한 결과, 제왕절개를 거부하면서 자연스럽게 산부인과 병원이 쇄락하게 된 것입니다.

그렇다면 척추전문병원은 언제 쇄락하게 될까요? 결국 환자들이 깨어 있고, 전문지식이 증가할수록 환자 스스로 수술을 거부하고, 자연치유나 도수치료를 통해 보전적인 요법(conservative cure)으로 치료할 수 있다는 확신이 있을 때 수술을 거부하게 될 것이고, 그때 척추전문병원은 산부인과 병원의 전철을 밟게 될 것입니다."

이제 의료의 대안(alternative medicine) 혹은 주류(main stream)는 주사나 수술이 아니라 바로 도수치료(manual therapy)입니다. 이제 의사들도 마음을 열고 물리치료사들과 대화를 시작해야 합니다.

치료의 패러다임이 바뀌고 있습니다. 문제는 물리치료사의 개인 역량에 따라 도수치료의 결과가 천양지차이라는 것입니다. 그렇다고 해도 수술보다는 도수치료가 새로운 치료의 패러다임인 것은 분명한 사실입니다.

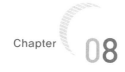
단 한 명의 적도
만들지 마라

세상은 혼자서는 살아갈 수 없다. 결국 사람이 모여서 사는 세상이기 때문에 자신을 따르는 사람 혹은 자신의 아랫사람 혹은 자신의 주변 사람 모두에게 선의를 베풀어야 하며, 그것이 결국은 본인에게 베푸는 것이다.

'단 한 명의 적도 만들지 않는다.' 이 말은 내 인생의 철칙으로, 늘 가슴속에 품고 다니는 말이다.

내 성격이 매우 강하다는 것을 필자인 나 스스로 알고 있다. 그래서 늘 조심한다. 글속에도 나타나지만, 글이 매우 강하다. 비수를 찌르는 듯하다. 이런 내가 세상 사람들과 어울려 산다는 것이 신기할 정도다. 그만큼 노력하고 있다는 방증이다.

'단 한 명의 적도 만들지 않는다'는 말은 바보처럼 행동하는 것이 아니라, 맺고 끊음이 명확하다는 또 다른 의미이다.

스스로에게 엄격하라

난 B형이다. 상종을 하지 말라는 B형에, 곱슬머리에, 짜리몽땅한 다리의 소유자다. 난 내 인생에 대해 매우 엄격하다. 따라서 다른 사람들에 대해서도 매우 엄격하다.

그래서 예의 없이 행동하는 사람을 참지 못한다. 나이가 많거나 적거나 상관없다. 신분이 높거나 낮거나 상관없다. 나이 많다고 거들먹거리는 사람, 돈 많다고 우쭐대는 사람, 운동 좀 잘한다고 건방 떠는 사람. 딱 질색이다. 아예 상종을 하지 않는다. 그들과 함께하면 언젠가는 사고를 친다는 것을 알기 때문이다.

나 스스로 나이 많은 사람이라고 기죽지 않고, 돈 많은 사람 앞에서 쫄지 않고, 운동 잘한다고 굽신거리지 않으니 이런 분들이 나 같은 녀석을 좋아할 리 없다. 나 역시 그런 분들을 좋아하지 않는다. 만나 봐야 사고만 칠 뿐이다.

내가 무슨 아쉬운 게 있다고 그들과 어울리겠는가? 나이 많은 게 무슨 자랑이라고? 돈 많다고 내게 줄 것도 아니고, 운동 잘한다고 해서 내가 운동선수 될 것도 아니니 나와 맘이 통하는 사람과 만난다.

바쁜 와중에도 그나마 짬을 내서 사람을 만나고 술을 마시고 운동을 하는데, 나와 성격이 맞지 않는 사람과 만나고 술을 마시고, 운동을 하는 곤욕을 나 스스로 할 이유가 없다. 혼자 마시는 혼술이 좋고, 혼자서 책을 읽거나 사색하는 시간이 내게는 더 즐겁다. 그래서 나와 말이 통하지 않으면 그 사람 근처에 가지를 않는다.

💡 인간관계에서 조심해야 할 것

나와 충돌이 되는 사람과 계속 교류를 하게 되면 나 스스로 자제력을 잃게 되고, 언젠가는 상대방의 마음에 상처를 주는 일이 반드시 생긴다. 따라서 적이 되느니, 아예 관계를 끊어 버린다.

아예 끊어지는 것이 아니라, 만날 사람은 만나게 되어 있듯이 시간이 지나면 또 다른 계기로 다시 만나게 된다. 지금 당장 나와 소통이 되지 않더라도, 시간이 지나면서 서로의 마음을 이해하게 되고 관계가 더 깊어질 수 있다는 것을 경험을 통해 알고 있다.

지금 당장 모든 일을 해결하려고 하지 마라. 시간을 벌어야 한다. 시간이 지나면 서로가 한 발짝씩 물러서게 되어 있다. 시간의 빠르고 늦음의 차이일 뿐, 적어도 포기만 하지 않는다면 내가 원하는 일은 반드시 이루어지는 것처럼, 지금 당장 나의 서운함을 표현하지 않더라도 언젠가는 그 기회가 찾아온다.

인간관계가 그렇더라. 세상일이 혼자되는 것은 없다. 세상인심 잃는 순간 모든 것이 끝난다. 늘 조심조심하면서 상대방을 배려하고, 그 입을 닫아라. 입이 늘 화근이다.

세 치 혀끝에서 내뱉는 말이 비수가 되어 상대방의 마음에 꽂힌다. 그 상처는 고스란히 본인에게 되돌아온다는 것을 명심하라. 지금 당장 돌아오지 않더라도 돌아 돌아서 언젠가는 그 당사자에 의해서건 혹은 제3자를 통해서건 반드시 돌아온다. 뒤늦게 후회해 봐야 아무 소용없다. 애초에 상대방의 마음에 상처를 내지 마라.

글을 마무리하면서 필자가 마음속에 항상 담아 두고 있는 고사성어 하나를 인용하고자 한다. 『한비자』에 등장하는 '학택지사(涸澤之蛇)'라는 고사성어다.

여름 가뭄에 연못의 물이 말라 버리자, 그 연못 속에 살고 있던 뱀들이 다른 연못으로 옮겨 갈 계획을 세웠다. 작은 뱀이 나서서 큰 뱀에게 말했다.

"당신이 앞장서고 내가 뒤따라가면 사람들이 우리를 보통 뱀으로 생각해 죽일지도 모릅니다. 그러나 저를 당신의 등에 태우면, 사람들은 조그만 나를 당신처럼 큰 뱀이 떠받드는 것을 보고 나를 아주 신성한 뱀이라고 생각해 아무 해도 끼치지 않을 뿐만 아니라 오히려 떠받들 겁니다."

큰 뱀은 작은 뱀을 등에 태운 채 사람들이 많은 길로 당당하게 이동했다. 사람들은 큰 뱀이 작은 뱀을 떠받드는 것을 보고 신성하게 여겨 뱀들을 건드리지 않았고, 덕분에 뱀들은 목적지까지 잘 도착할 수 있었다.

윗사람이 부하 직원을 떠받드는 것이 결국 조직의 생존에 도움이 될 것이란 의미를 담고 있는 고사다. 하지만, 필자는 이 말의 의미를 이렇게 해석한다.

'세상은 혼자서는 살아갈 수 없다. 결국 사람이 모여서 사는 세상이기 때문에 자신을 따르는 사람 혹은 자신의 아랫사람 혹은 자신의 주변 사람 모두에게 선의를 베풀어야 하며, 그것이 결국은 본인에게 베푸는 것이다. 또한 인간이 일을 도모함에 있어서 가장 중요한 것은 세력이다. 그 세력은 사람에게서 나온다.'

한비자의 책 제목 "상대가 이익을 얻게 하라", 이 한마디로 마무리한다.

Chapter 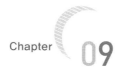 09

차팅을 하라

문서화된 것만이 흔적으로 남는다는 점에서 기록하는 습
관을 들여야 한다. 기록이 되어 있으면 그 기록 다음부터
일을 시작할 수 있지만, 기록이 없으면 처음부터 다시 해
야 한다. 나를 위해서 그리고 대한민국의 물리치료사들을
위해서 차팅을 하라.

환자가 한두 명일 때는 모르지만, 일일이 환자의 증상을 기억할 수는 없다. 우리는 알파고가 아니다. 자신의 머리를 믿지 마라. 나는 사람도 믿지 않지만, 특히 내 머리는 믿지 않는다. 참고로 나의 아이큐는 중학교 때는 89, 고등학교 때는 116이었다.

기억력을 믿는 것만큼 멍청한 짓도 없다. 스스로를 똑똑하다고 믿는 사람이 자기 꾀에 잘 빠진다. 내 머리, 절대 믿지 마라. 발명왕 토마스 에디슨도 500만 장이 넘는 메모와 서류를 남겼다고 한다. 머릿속에 떠오른 아이디어와 실험 과정을 적어 둔 공책도 35권이나 된다고 한다.

프로그레스 노트(progress note)의 필요성

모든 것은 문서화되어야 한다. 메모하는 습관이 반드시 필요하듯이 환자가 처음 내원하면 차트에 환자의 대략적인 인적 사항과 불편해하는 증상을 기록해 두어야 한다. 환자가 올

때마다 매번 어디가 아프냐고 물으면 환자는 짜증을 낸다. 어제했던 이야기를 오늘 또 해야 하느냐고 짜증을 낼지도 모른다.

그리고 더러 치료를 해 가는 중에 "요즘 좀 어떠세요?"라고 물으면 더러 "전혀 차도가 없습니다."라고 말하는 환자가 있다. 이때는 내가 짜증난다. 그래서 차트를 보고 그간 환자가 말했던 증상들을 재점검한다. 분명히 좋아졌다는 것을 확인할 수 있다. 이러한 피드백을 통해 환자에게 신뢰를 심어 줄 수 있다.

매번 프로그레스 노트(progress note)를 적어야 한다. 치료를 해 나가면 처음에 가장 많이 아팠던 증상들이 사라지면서 다른 부위에 혹은 다른 증상이나 질환이 나타나는 경우가 있다. 이런 변동 사항들을 반드시 기록해 두어야 한다. 환자들의 증상을 하나하나 제거시켜 나가는 일련의 과정을 통해 환자의 만족도는 증가하게 되며, 다른 분들에게도 소문을 내게 된다.

❦ 차팅, 경험의 누적

이것은 비단 센터 창업자에게만 해당되는 상항이 아니다. 병원에서 근무하는 물리치료사들에게도 매우 중요한 사항이다. 현재, 대한민국의 물리치료사들 중에서 차팅을 하는 치료사가 몇 명이나 될지 모르겠다.

요즘은 전자차트가 상용화되어 있기 때문에 의사의 처방에 따라 기계적으로 물리치료를 하고 있지는 않은지 걱정이다. 본인이 임상을 시작하던 십수 년 전에는 전자차트가 상용화되어 있지 않아서 종이차트를 사용하는 경우가 더러 있었다.

물론 당시에도 의사가 종이에 체크해서 내려 주는 처방전을 바탕으로 환자를 치료하고 노트에 환자명과 치료한 기기를 기록했지만, 치료사가 주도적으로 환자의 증상을 적고 병명을 적고 프로그레스 노트를 작성하지는 않았으니, 지금도 마찬가지가 아닐는지 우려스럽다.

차팅을 하지 않으면 환자의 증상 변화를 기록할 수가 없고, 문서화되어 있지 않기 때문에 경험으로 누적되는 기회가 적어진다. 또한 기록을 함으로써 스스로 피드백을 받는 계기가 되기 때문에 환자뿐만 아니라 치료사 본인에게도 도움이 된다는 사실을 기억하기 바란다.

흔적을 남기는 것이 중요한 이유

미국이 2차 세계대전 이후에 세계적인 강국으로 성장하게 된 계기가 무엇인지 아는가? 그것은 바로 문서화(Documentation)이다.

서양문화에 비해 한국문화의 우수성은 익히 알려져 있다. 역사적으로도 한반도의 역사는 유럽과 서양의 역사를 앞선다.

그럼에도 불구하고 서양의 역사에 비해 한반도의 역사가 뒤처지는 이유는 바로 기록의 흔적이다. 구전으로 전해져 내려오는 것은 와전되기 쉽다. 반드시 문서화되어야 한다.

어느 날 테니스를 같이 즐겨 치는 키도 크고 잘생기고 테니스 동호인들 사이에서 인기 짱인 '김신우'라고 하는 국술원 관장과 술자리에서 마주하게 되었는데, 이야기를 하던 중에 나에게 묻는다.

"형님은 왜 사는지 고민해 보셨습니까?"

이제 이 친구도 나이 마흔을 넘어가면서 사는 게 뭔지에 대한 고민이 되는 모양이다. 물론 그전부터 많은 고민들을 해 왔겠지만, 맨날 테니스장에서 운동으로 만나고, 만나서 술 마시고, 더러는 새우¹⁾가 되기도 하고 웃고 떠드는, 딱 그 정도의 만남을 이어 오는 10년지기 친구이지만, 그날은 비가 추적추적 내리고, 술도 한잔했고, 멜랑콜리(melancholy)해지는 기분 탓이었는지 대뜸 어려운 철학 이야기를 꺼낸다.

"왜 사느냐고?" 그렇게 물으면 "웃지요"가 아니라, 그 질문을 받았을 때 나의 대답은 주저함도 없었고, 거침도 없었다.

"김 관장, 나는 흔적을 남기기 위해 산다. 분명히 신이 나에

---

1) 테니스 친구 중에 허현영이라는 빵집을 하는 친구가 있는데, 매번 과음을 하면 술에 취한 건지 잠에 취한 건지 모르겠지만, 자리에 앉은 상태로 잠이 들곤 하는데, 그 모습이 굽은 새우의 모습과 닮았다고 해서 우리들끼리 농담처럼 하는 언어다.

세 생명을 허락한 이유가 있을 것인데, 그냥 한 세상 살다 가면 그만인 그런 삶은 싫다. 내가 매년 책을 내고, 카페나 SNS에 글을 올리는 것은 다 내 흔적을 남기는 과정이다. 싸이월드부터 시작했는데, 그곳에 가면 내 아이들이 어렸을 때의 모습이 많이 있다.

내가 책을 쓰는 이유는 내가 유명해지겠다거나 혹은 베스트셀러가 되어서 많은 돈을 벌기 위함이 아니다. 그 이유는 내 아이들이 자라고 있고, 언젠가는 사춘기를 지나게 될 것이고, 나와 같은 중년이 되어서 인생의 시련을 겪게 될 것인데, 그때 이 아빠는 어떻게 지내왔고, 그 시련을 어떻게 극복했는지 흔적을 남기고 싶은 것이다. 그래서 이 아빠의 과거를 거울삼아 인생을 좀 더 슬기롭게 살기를 바라는 마음이다."

라고 말을 했던 기억이 있다.

대한민국의 물리치료사들을 위해서

흔적을 남긴다? 그래, 흔적을 남기는 것이 그렇게 중요하다. 문서화된 것만이 흔적으로 남는다는 점에서 기록하는 습관을 들여야 한다. 기록이 되어 있으면 그 기록 다음부터 일을 시작할 수 있지만, 기록이 없으면 처음부터 다시 해야 한다. 어쩌면 다람쥐 쳇바퀴 도는 듯한 인생을 반복하게 될지도 모를 일이다.

그래서 흔적을 남기는 것, 문서화시키는 것이 그렇게도 중요
한 것이다. 나를 위해서 그리고 대한민국의 물리치료사들을
위해서 차팅을 하라.

Chapter 10

자신의 몸을
치료에 적합하게 하라

전장에 나서는 장수는 무기가 생명이다. 치료사 역시 마
찬가지다. 멀리 보고 가는 인생이다. 자신의 체격 조건
에 맞게 치료기법을 수정해서 가장 적은 에너지를 소비
하면서도 환자에게는 가장 효과적인 치료기법을 터득해
야 한다.

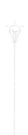

맨땅에 헤딩하기

본인이 처음 센터를 오픈했을 때는 사실 맨땅에 헤딩하는 식이었다. 이론만 있을 뿐 임상경험이 부족했던 터라 환자를 직접 치료하는 데는 많은 애로점이 있었다. 치료실을 비우고 테크닉을 배우기 위해 학회에 참석할 여건이 안 되었기 때문에 책을 통해서 배우는 수밖에 없었다.

대학에 근무할 때는 주로 이론이나 메커니즘(mechanism)에 관한 책을 많이 봤고, 논문이나 저역서 작업 그리고 학술대회에 참가하는 내용들은 주로 기초과학에 관한 것이 대부분이었다. 그도 그럴 것이, 임상연구(clinical study)를 하는 것이 생각만큼 쉽지가 않다.

그 이유는 환자를 컨트롤하기가 매우 어렵고, 데이터를 계산해 보면 유의성이 나오지 않는 경우가 많다. 그래서 대부분의 연구자들은 기초연구에 올인 하게 된다. 이런 내가 임상에 나와서 환자를 치료해야 했으니 여간 힘든 일이 아니었다.

처음에는 1시간 동안 온몸을 마사지다. 환자가 나에게 돈을 지불하고, 나에게 치료를 받으러 왔는데 뭐라도 해야 했고, 환자가 만족해야만 다음에도 치료를 받으러 올 터이기 때문이었다.

그럴수록 내 몸은 지쳐 갔다. 10개 손가락을 테이프로 친친 감고 치료를 진행했다. 손가락 마디마디 아프지 않은 곳이 없었다. 그래서 손바닥으로 치료를 했다. 그랬더니 손바닥이 얼얼하게 아파 오면서 피부에 염증이 생긴 것처럼 통증이 나타나기 시작했다.

그다음은 팔뚝으로 했다. 팔뚝으로 비비듯이 치료를 하니 양쪽 팔뚝의 피부가 쓸리면서 벌겋게 달아오르고, 하루 이틀이 지날수록 상처로 남기 시작했다.

그래서 이번에는 테이핑을 붙이고 해 봤다. 매일 아침 출근하면 양쪽 팔뚝에 테이핑을 두세 장씩 붙이는 것이 첫 출근 후에 하는 일이었다. 하지만 이마저도 오래가지 못했다. 약한 피부 위에 매일 테이프를 붙이고 떼다 보니 피부가 상처를 입기 시작했다.

그래서 압박붕대를 감아서 해 봤다. 더 많은 힘이 들어가면서 치료는 좀 더 수월했지만, 치료를 하면서 생기는 땀 때문에 피부가 다시 상하기 시작했다.

그러던 중에 '이걸 어떻게 해결을 해야 하나?'라는 고민을 하면서 '석고붕대를 맞춰서 붕대로 감고 해 볼까?'라는 생각이 들었다. 그러다 우연히 엘보밴드를 발견하게 되었고, 탄력성의 엘보밴드를 팔뚝에 끼고 하니 이보다 더 좋을 수가 없었다. 지금도 나는 팔뚝에 엘보밴드를 차고 환자를 치료하고 있다. 안쪽에 얇은 토시를 낀 다음 덧대어서 엘보밴드를 차고 한다.

이가 없으면 잇몸으로 한다고 하지만, 이가 없으면 임플란트 수술을 하는 것이 맞다. 마찬가지다. 자신의 몸 상태에 맞는 최적의 상태를 만들어야 한다. 그리고 자신의 몸 상태에 맞는 자신만의 최적의 치료기법을 찾아야 한다.

한두 명 그리고 하루 이틀 치료하고 말 것이 아니지 않은가. 누구한테 하소연할 일이 아니다. 스스로가 해결해야 한다.

나는 키가 작고 체격도 왜소하며, 몸무게도 적고, 특히 근력이 약하다. 내가 하루에 치료하는 환자 수는 평균 10명이다. 그 이상을 하면 그다음 날 피로가 풀리지 않아서 다음 날 근무하는 데 지장을 준다. 그 피로는 일주일 동안 누적되어 주말이면 일어나지 못하는 일이 생긴다. 그 정도다.

난 테니스를 10년 정도 치고 있다. 내가 할 수 있는 게임은 3 게임이다. 그래서 테니스장에 가면 친구들이 항상 놀린다.

"문환이 형님, 또 힘이 다 빠졌다!"

실제로 난 힘이 없어서 테니스를 여러 게임 할 수가 없다. 서버를 넣을 힘도 없고, 다리에 힘이 빠져서 공을 치러 달려 나갈 수가 없다. 이런 저질체력의 내가 임상가로 살아간다는 것이 신기할지도 모르겠지만, 난 내 몸에 맞는 최적의 상태로 환자를 치료하는 방법을 터득하게 된 것이다.

부족함을 느낄 때 그 부족함을 채우기 위해 연구를 하게 되고, 결국엔 채워지게 되더라. 그 결과가 "근사슬이완술"이라는 치료기법을 만들게 된 것이며, 그 임상경험을 바탕으로 매년 책을 집필을 하고 있고, 매년 전국을 다니면서 물리치료사들을 대상으로 임상강좌를 개최하고 있으니 이보다 더 좋을 수 없다.

전장에 나서는 장수는 무기가 생명이다. 치료사 역시 마찬가지다. 자신의 체격 조건에 맞게 치료기법을 수정해서 몸에 딱 맞는 옷을 입은 것처럼 치료기법을 체득해야 한다. 멀리 보고 가는 인생이다.

창업 역시 마찬가지다. 제아무리 체격이 좋고 근력이 좋다 한들 그 청춘 오래가지 못한다. 그리고 무리하면 탈이 나기 마련이다. 따라서 가장 적은 에너지를 소비하면서도 환자에게는 가장 효과적인 치료기법을 터득해야 한다.

그것은 교육을 통해서가 아니라, 자신이 실제로 임상을 하면서 겪어 봐야만 터득될 수 있는 기법이며, 또한 삶의 지혜인 것이다.

Chapter 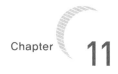 **11**

시련 앞에
당당하라

시련이 오는 이유를 잘 해석해 보면 해결점을 찾을 수 있
을 것이다. 문제점을 하나하나 해결해 나가면 언젠가는
조금 더 상승해 있는 모습을 발견하게 될 것이다. 실제로
시련은 내가 감당할 수 있는 만큼 닥치고, 시련을 극복해
나갈수록 조금씩 단련되는 것이다.

신은 내가 감당할 수 있는 만큼의 시련을 준다

창업 이후 탄탄대로만 펼쳐진다면 얼마나 좋을까? 하지만 반드시 시련이 오게 마련이다. 시련이 오면 당당히 맞서라. 포기하지만 않는다면 그 시련은 언젠가는 해결된다.

수많은 난관을 극복해 나갈 때, 나 스스로 단단해지는 것을 스스로 느끼게 된다. 그런 본인의 모습에서 내공이 흘러나온다. 이는 주위분들에게도 자연스럽게 읽힌다. 폼이 잡혀 가는 것이다.

'신은 내가 감당할 수 있는 만큼의 시련을 준다'는 것을 꼭 명심해라. 시련이 오면 죽고 싶을 만큼 힘들 수도 있고, 나의 능력은 여기까지인가 보다 하는 생각에 모든 것을 내려놓고 싶은 심정이 들겠지만 포기하면 정말 모든 것이 끝난다.

시련이 오는 이유를 잘 해석해 보면 해결점을 찾을 수 있을 것이다. 문제가 되는 부분을 하나하나 해결해 나가면 언젠가는 다시 조금 더 상승해 있는 현재의 모습을 발견하게 될 것이다. 그것이 인생이다.

실세로 시련은 내가 감당할 수 있는 만큼 닥치게 되고, 시련을 극복해 나갈수록 조금씩 단련이 되는 것이다. 여기서 필자가 항상 마음속에 두고 있는 맹자의 말을 인용하고자 한다.

天將降大任於斯人也, 必先苦其心志 勞其體膚 餓其體膚空乏其身行拂亂其所爲, 所以動心忍性 增益其所不能。 一孟子一

뜻 : 하늘이 장차 그 사람에게 큰 사명을 주려 할 때는 반드시 먼저 그의 마음과 뜻을 흔들어 고통스럽게 하고, 그 힘줄과 뼈를 굶주리게 하여 궁핍하게 만들어 그가 하고자 하는 일을 흔들고 어지럽게 하나니, 그것은 타고난 작고 못난 성품을 인내로써 담금질하여 하늘의 사명을 능히 감당할 만하도록 그 기국과 역량을 키워 주기 위함이다.

당신의 눈물을 닦아 줄 사람은 없다

한 사람이 우는 것은 그 사람의 인생이 우는 것이라고 했다. 힘들어 지친 나머지 모든 것을 내려놓고 이제 그만 멈추고 싶을 때 눈물이 난다. 해석하기 어려운 눈물이지만, 그 눈물을 반드시 기억해야 한다.

하지만 그 어느 누구도 당신의 눈물을 닦아 줄 사람은 없다. 스스로 위기를 헤쳐 나가야 한다. 본인 역시 개원 초기 아침에 눈을 뜰 때마다 '오늘은 환자가 몇 명이나 올까?'라는 것이 가장 큰 걱정거리였다.

매일 아침 출근할 때마다 병원을 지나서 조금 시골로 운전을 해 간다. 진주는 동네가 작은 도시라서 조금만 벗어나면 완전 시골이다. 도로 중간에 자동차들이 휴식을 취하는 공간이 있다. 매일 아침 그곳에 들러 아침 햇살을 바라보면서 속으로 기도했다.

'하늘이여, 나에게 힘을 주소서.'

그리고 다시 운전대를 잡고 병원으로 출근했던 기억이 있다. 내가 해결하지 않으면 안 된다. 직원이 내 돈 벌어 줄 것 같지만, 그렇지 않다. 주인이 가게에 없으면 그 가게는 장사가 안 된다. 나 역시 직원들이 내 돈을 벌어 주는 줄로만 알았다. 그렇지 않다. 내가 벌어서 직원들에게 월급을 주는 것이다. 그래야 돌아간다.

법인체를 운영하며 겪은 시련들

나 역시 수많은 시련을 겪었다. 작년 한 해만 하더라도 경찰 조사, 검찰에 수사의뢰, 보험사의 민사소송, 보건소 민원, 직원들의 사직, 원장님의 일탈 등이 있었다. 크고 작은 일들이 항상 터진다.

이제는 일상적인 일들이 되었지만, 처음에는 보건복지부나

심평원 그리고 보건소, 건강보험공단 능 병원업무와 관련되어 있는 국가기관의 방문이나 전화만 받아도 가슴이 털컥 내려앉는 기분이었다. 특히 민원이 들어와서 시청공무원이나 경찰서 조사를 받는 것은 내가 감당할 수 없을 정도의 스트레스와 두려움이 몰려온다. 모든 것을 내려놓고 그만두고 싶다는 생각이 절로 든다.

심평원의 현장실사를 앞둔 개원한 의사들이 자살을 했다는 뉴스를 접한 적이 있다. 의사들 역시 죽고 싶을 만큼의 심적인 압박을 받는다는 사실을 알았다. 예전에는 내가 의사가 아니기 때문에, 의사가 아닌 놈이 병원을 운영하니까 주위에서 시기질투하고 민원을 넣고 공무원들도 괜한 트집을 잡는 줄 알았다.

개원 초기 수많은 민원과 현장실사 그리고 경찰조사를 받을 당시에도 내 맘속에는 흔들리지 않는 믿음이 있었다.

'혹여, 내가 불법을 저질렀다손 치더라도 그것은 업무상의 불찰일 뿐이지 전혀 고의성이 없으며, 나는 오직 법대로, FM대로 일을 처리하고 있다. 단 한 건의 부당청구도 하지 않는다. 따라서 도청에서 법인설립인가를 취소하지만 않는다면 이 시련을 헤쳐 나갈 수 있다.'

요즘은 좀 나아졌지만, 작년까지 의료생협에 대한 대대적인 단속이 진행되었다. 복지부공무원들이 4일 동안 현장실사를 하고, 심평원에서 나오고, 경찰서에 조사 의뢰를 하는 등…. 그러한 대대적인 단속 과정에서 불법행위가 드러난 수많은 의료생협들이 해산되었다.

진주에도 한방병원을 운영하던 의료생협이 해산되었다. 작년 한 해 조사기관의 90% 이상이 과태료, 환수조치 혹은 법인해산이라는 조치를 받았다. 그나마 현재까지 남아 있는 의료생협은 클린한 의료기관이라고 생각해도 무방하다.

사무장병원과 의료생협은 엄연히 다른 기관이다. 의료생협은 이사진으로 이루어진 조합법인이다. 법인은 개인병원과는 달리 설립 과정과 설립 후 자금 사용 내역이 투명해야 한다. 본인 역시 법인체가 어떻게 운영되어야 하는지 잘 몰랐다. 몰랐기 때문에 전문가에게 맡겼다. 돈을 사용하는 부분까지 일일이 점검해 가면서 집행을 했다. 이제는 법인이 어떻게 운영되는지 감이 온다.

2017년 조합총회에서 했던 이사장으로서의 인사말을 덧붙이면서 글을 마치고자 한다.

2016년을 돌아보며

오늘 세월호가 인양되었습니다. 2년 전 본인은 팽목항에 가서 유가족들을 치료했고, 바지선에 올라가서 잠수사들을 치료하고 왔던 기억이 선합니다.

작년 한 해를 돌아보면 국가적으로나 의료생협 내외부적으로나 그리고 이문환 개인적으로나 참 많은 일들이 있었고, 참 많은 시련을 겪었고 또한 잘 극복해 온 한 해였습니다.

먼저 국가적으로는 박근혜 대통령의 비민주적인 국가운영과 헌법유린, 그로 인한 국제적인 신뢰도 추락에 따른 국민들의 촛불저항. 전 세계인들이 감동한 대한민국 국민들의 선진화된 시위문화는 또 다른 축제의 장으로 세계인들을 감동시켰습니다.

그 힘을 몰아 결국 2017년 3월 10일 헌법재판소에서 8대 0이라는 만장일치로 "피청구인 대통령 박근혜를 탄핵하였습니다". 이 말의 의미는 대한민국 그 어느 누구도 3·1운동으로 결성된 대한민국 임시정부의 법통을 계승하면서 만들어진 공동으로 합의된 헌법 위에 있을 수 없다는 너무도 당연한 결론이었다고 본인은 생각합니다.

또한 다들 알고 계시겠지만, 5월 9일은 제19대 대통령 선거가 있는 날입니다. 시민들이 깨어 있지 않으면 또다시 현명하지 못한 독선적이고 잘못된 비민주적인 대통령을 선출하는 실수를 저지를 수밖에 없을 것입니다. 이러한 점에서 조합원 여러분들이 대한민국 국민의 한 사람으로서, 주권자로서 그 주인 된 처신을 똑바로 하여야 할 것입니다.

그리고 의료생협 역시 많은 시련과 변화가 있었습니다.

먼저, 작년 9월 30일자로 개정된 소비자생활협동조합법으로 인해 신규로 의료생협을 개설하기 위해서는 조합원 500명과 출자금 1억 원으로 기본조건이 상향되면서 이제 더 이상은 대한민국에서 신규로 의료생협 인가가 나오기에는 불가능한 상황이 되어 버렸습니다.

그와 더불어 기존 의료생협 역시 9월 30일 이후에는 조합원 가입비가 1만 원에서 5만 원으로 인상되었고, 향후 2년 이내에 총 출자금을 1억으로 만들어야 합니다. 만약 이 약속을 지키지 않으면 의료생협 설립인가를 취소하겠다는 도청담당공무원의 말은 의료생협을 그만두라는 협박이나 마찬가지입니다.

그 이면에는 의료생협의 조합원이 되기 위한 길을 차단함으로써 의료생협을 고사시키려고 하는 보건복지부와 의협의 결탁이 있지 않나 하는 상당한 의심이 드는 바입니다. 의료권력의 카르텔입니다.

2013년 의료생협 설립 이후 매년 그러했지만, 작년 한 해는 그 어느 해보다 내부적으로도 참 복잡다난했던 한해였습니다. 의료생협 설립과 관련해서 자금 흐름에 문제가 있다는 경찰고발로 인해 수차례 방문조사를 받았으며

(결국 혐의 없음으로 처리되었습니다), 8월 13일 무더운 땡볕에 야심차게 본점을 이전하면서 추가로 설립된 양방의원인 펭귄의원의 초대원장이 1개월치 급여를 선불로 지급받았음에도 불구하고 9월 1일 출근을 하지 않음으로써 9월 1일 개원예정일이 10월 4일로 미뤄졌고, 본인이 직접 급여 1천3백만 원과 영업손실비용을 지급하라는 사기죄로 검찰에 고발을 하는 일이 있었습니다.

그 이후 법무사를 통해 지급명령을 신청했고, 법원의 판결 이후에 이제는 고려신용정보회사를 통해 회수하려는 노력을 하고 있습니다. 참 법의 무용함을 깨달은 계기가 되었습니다.

의료생협 내부적으로 가장 컸던 것은 아무래도 작년 8월 무더운 여름에 본점을 이전한 것이라 할 것입니다. One-Stop Clinic System을 위해 양·한방을 동시에 운영했고, 초기의 어려움을 극복해 나가면서 순항하고 있습니다. 이 모든 것들이 9명의 이사진과 저를 포함한 직원 그리고 여기 계신 조합원들의 도움이 없었다면 불가능한 일이었다는 점에서 감사의 인사를 드립니다.

마지막으로 본 씨앤디의료생협을 책임지고 있는 당사자로서 본인 역시 작년 한 해는 정말로 휘황찬란한 한 해를 보낸 것 같다고 자평을 합니다. 앞서 언급했던 수많은 시련을 극복해 왔다는 것입니다.

노동자의 노래 중에 〈철의 노동자〉라는 노래가 있습니다. 때리면 때릴수록 더 강해지는 강철처럼 본인 또한 점점 더 강해져 가고 있습니다. 죽을 만큼의 시련은 나를 더 강하게 만든다고 했던 니체나, 사람을 크게 만들기 위해서는 하늘이 그 사람으로 하여금 뼈를 깎는 고통을 준다는 맹자의 말을 거론하지 않더라도 저 역시 8년간의 교수 생활 이후 세상 밖으로 나와서 지내면서 온갖 풍파에 맞서 단 한 번도 좌절하지 않았습니다.

시련이 있을지언정, 그 시련은 내가 감당할 수 있기 때문에 딱 그만큼 시련을 준다는 것을 알고 있고, 또한 나를 더 강하게 단련시키고자 하는 하늘의 뜻이라 여기고 포기하지 않고 헤쳐 나왔으며, 지금까지 오게 되었습니다.

병원의 수익문제, 인사문제, 잡다한 행정문제 그리고 현장에서 직접 환자를 치료하면서까지 정말로 바쁜 나날이고, 부족한 시간을 쪼개고 또 쪼개서 생활하는 저이지만, 그런 와중에도 저는 작년 4월에 『나는 대한민국 물리치료사다』라는 세 번째 책을 발간하였고, 6월에는 진주시장이 가장 귀하게 여긴다는 "모범시민상"을 수상하였습니다. 그리고 12월에는 세계인명사전인 *Who's who*에 제 이름 석 자를 등재하겠다는 제안을 받았습니다.

오늘 총회를 마치면 저는 네 번째 책을 집필하는 작업을 시작할 것이며, 학회를 만들 준비를 할 것입니다. 그리고 전국을 돌아다니면서 수많은 의료전문가들에게 제가 창안한 "근사슬이완술"에 대한 강의를 다닐 것입니다.

이 모든 것은 제가 의료생협의 대표로서 그 역할을 충실히 다하고 있기 때문에 그 경험을 바탕으로 이루어진 것임을 생각해 볼 때 다시 한번 이사님들과 조합원들에게 감사한 마음을 전하게 됩니다. 감사합니다.

"Health Aging을 향한 끊임없는 질주"

씨앤디(C&D) 의료생협 펭귄의원 한의원

이사장 이문환 배상

2017년 3월 24일

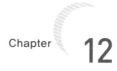

Chapter 12

웃음을
잃지 마라

•
 •
  •

하루에 치료할 수 있는 환자 수는 정해져 있다. 이러니 매일매일 출근해서 근무를 하는 수밖에 별 도리가 없다. 3D 업종이 병원일이 아닌가 싶다. 그래도 웃을 수 있는 것은 아침에 눈을 떴을 때 출근할 수 있는 공간이 있다는 것. 이보다 더 행복한 일은 없지 않을까!

분노를 미소에 담아라. 화가 난다고 얼굴 표정에 나타나고 즉각적인 반응을 보이는 사람은 하수다. 고수는 화가 날수록 미소를 짓는다. 쉽지 않은 일이지만, 지금 당장 화가 난다고 해서 폭발한다면 얻는 것보다 잃는 것이 오히려 많다.

앵그리버드처럼 매번 말투에 짜증이 있고, 사소한 행동에도 화를 내는 사람은 스스로 자신감이 없음을 말하는 것이다. 화를 내면 사람들이 자신을 위엄 있게 대하고 의인이라고 더 좋아할 것 같지만, 화를 조절하지 못하는 사람 곁에 있다가는 그 화가 본인에게도 닥칠 수 있다는 위기감을 갖기 때문에 그 사람 곁에 잘 가지 않으려고 한다.

세상인심을 잃으면 모든 것을 잃는다. 분노 조절을 잘해야 하는 이유다.

추락하는 새는 날개가 없다

센터를 창업하고 나면 이래저래 복잡다난한 일들이 많이 생긴다. 그럴 때마다 화를 낸다면 될 일도 안 된다. 세상일이 내 맘대로 되면 그 또한 사람을 나태하고 건방지게 만든다. 세상 참 쉽다고 생각하는 순간 어깨에 힘이 들어가고, 말투에서 남을 무시하는 말이 튀어나오고, 말은 곧 행동으로 표현된다.

센터 창업 이후에 너무 많은 환자가 오고, 너무 쉽게 일이 풀려도 위험의 전조증상인 줄 알고 더더욱 조심해야 한다. '추락하는 새는 날개가 없다'는 말처럼, 한번 무너지기 시작하면 걷잡을 수 없는 지경이 된다. 반대로 세상일이 내 맘대로 되지 않는 것 또한 견디기 힘든 스트레스가 된다. 그래서 늘 겸손해야 하고, 말과 행동을 무겁고 조심해야 한다.

본인 또한 늘 조마조마한 심정으로 하루하루를 보낸다. '피가 마른다'는 표현을 무의식적으로 한다. 그만큼 힘들다는 증거다. 물론 조금씩 안정을 찾아가고 있고, 모든 스태프들이 각자의 위치에서 제 역할을 해 주고 있지만, 늘 불안한 마음은 항상 갖고 있다.

월요일 출근하는 아침이 제일 고통스럽다. 오늘은 또 무슨 일들이 일어날까? 환자는 몇 분이나 오게 될까? 이번 달 매출은 얼마나 올라올까? 직원들 급여는 줄 수 있을까? 이밖에도 일반인이 감당할 수 없는 수많은 스트레스가 몰려온다.

변곡점을 간파하는 힘

잘된다고 시건방을 떠는 모습도 좋지 않지만, 잘 안 된다고 얼굴에 오만상 찌푸리고 있는 것 또한 아무런 도움이 되지 않는다.

사업은 시간과의 싸움이기도 하지만, 안 된다고 마냥 기다려서는 진짜 망하고 말 것이다. 잘되는 것은 그만한 이유가 있을 것이고, 또한 반대로 안 되는 것 역시 그만한 이유가 있을 것이다. 그 이유를 찾아서 해결하고 난 다음 스탠스를 잡고 기다리는 것이다.

잘나갈 때 조심해야 한다. 언제나 변곡점이 있다. 상승하고 있다는 것은 변곡점을 지나면 반드시 하강하게 된다. 그 지점을 간파할 줄 알아야 한다. 그리고 조급해하지 말고, 완만하게 하향곡선을 그리게 해야 한다.

견딜 수 있는 또 다른 오늘의 연속

병원도 마찬가지지만, 센터 창업을 하게 되면 하루 벌어 하루 먹고 사는 형국이다. 오늘 하루 센터를 닫으면 오늘 오지 않은 환자가 내일 두 배로 오는 것이 아니다. 그래서 미리 일을 당겨서 하거나 혹은 나중에 몰아서 일을 할 수 없는 것이 환자를 치료하는 우리들의 사업의 특징이다.

내가 잘 아는 김병용이라는 금성엘리베이터 사장님이 있다.

이분은 한 달에 한 번씩 직원전체 휴식 겸 회식을 한다. 주위에서는 좋은 회사라고, 사장 잘 만나서 직원들이 너무 좋겠다고 칭찬을 늘어놓는다.

김병용 사장님은 공휴일도 오전 근무를 하고, 주 6일 근무를 하는(?) 혹은 시키는 나를 악덕기업가라고 놀린다. 직원들 너무 착취하지 말란다.

나도 그분처럼 멋지게 한 달에 한 번은 휴진을 하고 직원 회식을 시켜 주면서 쉬고 싶다. 하지만 그럴 처지가 안 된다. 내가 악덕기업주라서가 아니라, 오늘 하루 휴진을 하면 오늘 못 온 환자들이 내일 다시 오지 않기 때문이다.

즉, 하루에 치료할 수 있는 환자 수는 정해져 있다. 오늘 하루 쉬고, 내일 두 배로 몰아서 일을 할 수만 있다면 나 역시 그러고 싶다. 이러니 매일매일 출근해서 근무를 하는 수밖에 별 도리가 없다. 3D 업종이 병원일이 아닌가 싶다.

그래도 웃을 수 있는 것은 아침에 눈을 떴을 때 출근할 수 있는 공간이 있다는 것. 이보다 더 행복한 일은 없지 않을까!

비록 주 6일을 근무하지만 피곤한 몸 쉬게 할 수 있는 토요일 오후와 일요일이 기다리는 것. 그래서 견딜 수 있는 또 다른 오늘의 연속이다.

Chapter 13

인생은 공격수가
이기는 게임이다

쉽게 움직이지 못하고 제자리를 지키며 사는 것이 우리
들 대부분의 삶이다. '10% 룰'이라는 말이 있다. 결국
10%가 움직이게 된다는 것이다. 그들이 선구자가 되고,
리더가 되고, 부자가 되고, 성공자가 되고, 세상의 귀감
이 된다.

'최선의 수비가 최선의 공격이다'라는 말이 있다. 이기는 것만이 목적이라면 최선의 수비를 하는 것이 맞다. 야구는 투수진을 보강하고, 축구는 수비 숫자를 늘리거나, 우수한 수비수를 스카우트해 오면 된다. 게임은 1점 차이로 이기든 10점 차이로 이기든 이기는 것은 같기 때문이다.

전투 역시 먼저 포지션을 잡고 군사력을 적재적소에 배치하고 적군이 포위망에 걸려들 때까지 기다리는 것이다. 어쨌거나 이기면 되는 것이다. 하지만, 많은 점수를 내는 것이 우선이라면 어떻게 해야 할까?

당연히 축구는 공격수를 늘리고, 야구는 타격을 잘하는 선수를 스카우트해야 한다. 성을 정복하고 영토를 확장해야 한다면 공격을 개시해야 한다.

인생 또한 이와 다르지 않다. 수비를 우선시한다면 어떻게 될까? 결국 고만고만한 삶을 살게 될지도 모른다. 어쩌면 가난이 대물림되는 현실 앞에 좌절하게 될지도 모른다.

여기서 '돈이 많다고 행복하냐?'라는 상투적인 이야기는 하지 말자. 움직여야 한다. 그런데 움직이는 게 여간 쉽지가 않다. 쪽박 찰 수도 있으니 두렵다. 앞이 보이지 않는 어두운 밤길을 걷는 것과 같다.

'네가 무엇 무엇을 하면, 혹은 네가 무엇 무엇을 배우면, 혹은 어느 대학을 나오면 내가 이런저런 일을 해 주겠다.'

가령, 박사 학위만 받아 오면 교수를 시켜 주겠다거나 혹은 개원만 하면 내가 모든 돈을 대 주겠다거나 하는 후원자나 혹은 미래에 먼저 가 있는 선지자가 있다면 두 눈 딱 감고 그 길을 가면 되겠지만, 인생이 어디 그런가.

고개 숙이고 앞만 보고 열심히 걸어갔음에도 중간에 좌초할 수도 있고, 정상에 도달했다손 치더라도 자신이 원하는 결과가 아니라면? '이 산이 아닌가벼?' 꼴 나는 것이다.

그 결과에 대해서 누굴 탓할 수 있겠는가? 다 본인이 책임져야 할 일이다. 움직인 것도 내가 결정한 것이고, 움직이지 않고 가만히 있었던 것 역시 내가 결정한 것이다. 그래서 쉽게 움직이지 못하는 것이고, 제자리를 지키며 사는 것이 우리들 대부분의 삶이다.

'10% 룰'이라는 말이 있다. 결국 10%가 움직이게 된다는 것이다. 그들이 선구자가 되고, 리더가 되고, 부자가 되고, 성공자가 되고, 세상의 귀감이 된다.

공격과 수비. 공격도 본인이 결정한 것이며, 반대로 수비는 아무런 결정을 하지 않은 것일 수도 있지만, 공격하지 않기로 한 결정 혹은 가만히 있기로 한 결정 역시 본인이 한 결정임을 잊지 마라.

인생은 공격수가 이기는 게임이다. 물론 아무나 가는 길이 아니기 때문에 힘들고 어렵다. 하지만 간다면 가는 도중에 혹시라도 난관에 봉착했을 때, 이를 헤쳐 나갈 힘이 생긴다.

가지 않는다면 아무런 난관이 없겠지만, 그 난관을 극복해 본 경험이 없기 때문에 그 자리를 지키기 위한 시련이 올 때 어쩌면 그 난관을 극복하지 못하고 좌절하게 될지도 모른다. 그때는 때늦은 후회를 하게 될지도 모를 일이다.

욕심내지 마라

센터를 찾는 분들의 공통점은 응급을 요하는 환자들이 아니라는 점이다. 돈 욕심에 내 몸을 망치게 되면 결국 아무것도 되지 않는다. 내 몸이 지쳐 있으면 몸 아파서 치료받으러 온 환자들에게 최선의 치료를 다할 수 없게 될 것이고 두 번 다시 센터를 찾지 않을 것이다.

내 몸이 곧 재산이다. 젊을 때 바짝 벌어서 나이 들어서 편하게 살겠노라고 말하는 분들이 있는데, 젊을 때 고생은 사서도 한다고 하지만 정작 젊어서 몸을 너무 혹사하면 나이 들어 골병만 든다.

인생은 멀리 보고 가는 장기레이스다. 단박에 대박 치려고 하지 마라. 결국 무리수를 두게 되고 쫄딱 망할지도 모른다. 급하게 먹은 음식은 체하게 마련이고, 너무 급하게 가면 변수도 그만큼 비례한다.

자동차를 운전해 보면 속도가 빨라질수록 더 많은 집중을 해야 한다. 여차하는 순간에 사고가 난다. 핸들을 조금만 돌려도 속도가 증가할수록 차량이 궤도를 이탈하는 범위는 커지게 되고, 그만큼 사고에 노출될 가능성 역시 높아진다.

창업 역시 마찬가지다. 창업을 하면 하루가 멀다 하고 복잡다난한 일들이 여기저기서 터진다. 전혀 경험해 보지 않았기 때문에 생기는 오류다. 이런저런 복잡다난한 변수들을 극복해 가면서 나아가야 하는데, 한꺼번에 닥치게 되면 감당이 안 되어 모든 것을 포기하게 된다.

천천히, 하지만 쉬지 않고 끊임없이 가는 것이 좋다. 고속도로를 자동차로 달려 보면 안다. 시속 140~150㎞로 달려도 100㎞로 달리는 것보다 약 10~20분 정도 차이가 날 뿐이다. 진주에서 평양까지 달려간다면 시간은 한 시간 정도 먼저 도달할 수 있을지 몰라도, 그에 따르는 차량의 소모와 연료소모량을 감안해 보면 규정 속도로 달리는 것이 더 이득이라는 것을 알 것이다.

❀ 1만 시간의 법칙

신경과학자 다니엘 레비틴이 내놓은 연구 결과로 알려져 있는 '1만 시간의 법칙(The 10,000-Hours Rule)'. 하루에 세 시간씩 투자를 해서 10년이 걸리는 시간이라고 한다. 이 말은 또한 10년 동안 한 분야에 집중을 하면 반드시 성공한다는 말일 것이다.

센터를 창업하게 되면 창업자 1인이 하루에 치료할 수 있는 인원은 최대 10명 내외이다. 하루에 너무 많은 환자를 치료하게 되면 그 피로가 다음 날로 이어진다. 토요일 오후와 일요일 하루 동안 휴식을 취해도 그 피로가 남아 있게 되고, 다시 월요일 출근하면 피로가 또 누적된다. 결국 쓰러지게 되고, 스스로 포기하게 될지도 모른다.

본인이 센터를 운영할 때 주중에는 6시 이후, 토요일 오후와 공휴일 오후 그리고 일요일은 근무를 하지 않았다. 여러 이유가 있지만, 우선은 본인의 체력 관리 때문이었고, 두 번째는 서둘러서 치료하지 않아도 되는 만성통증 환자들이라는 점 때문이었다.

센터를 찾는 분들의 공통점은 응급을 요하는 환자들이 아니라는 점이다. 따라서 꼭 공휴일 오후나 일요일 치료를 받지 않아도 그다음 날 치료를 해도 무방하다.

돈 욕심에 내 몸을 망치게 되면 결국 아무것도 되지 않는다. 내 몸이 지쳐 있으면 몸 아파서 치료받으러 온 환자들에게 최선의 치료를 다할 수 없게 될 것이고, 치료의 질이 낮으면 두 번 다시 센터를 찾지 않을 것이다.

천천히, 욕심내지 말고, 하지만 멈춤 없이 한길을 가다보면 시간의 차이일 뿐 언젠가는 정상에 이르게 된다. 이것이 인생이다. 욕심내지 마라.

Chapter 15

모든 문제는
내부에 있다

누구 하나의 잘못이 아니라, 응집되지 않는 감정이나 행동들이 켜켜이 쌓인 결과가 바로 수익 감소로 나타난 것일 뿐이다. 결국 문제를 유발하는 것도 사람이며, 그것을 해결하는 것 또한 사람이다.

문제 발생 시 가장 먼저 파악할 것들

환자가 계속 감소할 때 그 원인을 파악하라. 먼저, 내부의 문제인지를 점검하라. 나의 몸가짐은 문제가 없는지? 나의 환자 응대는 괜찮은지? 치료에 임하는 나의 마음가짐은 문제가 없는지 먼저 점검하라.

한의원의 수익이 떨어진 진짜 이유

필자가 경험한 이야기를 좀 하고자 한다. 작년 8월 양·한방을 동시에 개원하였다. 양방진료의사가 약속한 날짜에 출근을 하지 않는 바람에 개원 홍보를 세 번이나 하면서 졸지에 양치기 소년이 되어 버렸다.

어쨌거나 10월 4일 개원을 했다. 원장님을 중심으로 직원들의 손발이 잘 맞아 가면서 조금씩 의원이 안정을 찾기 시작했다.

문제는 한의원이었다. 작년 말부터 시작된 수익감소가 3개월이 지나도 회복될 기미를 보이지 않고, 급기야 3월이 되었음에도 불구하고 수익은 더 떨어지고 있었다. 양·한방 동시 개원 이후에 한의원의 수익을 계속 지켜봐 오던 중이라 이러다 가는 급여를 주기도 힘든 상황에 내몰릴 것 같아서 원장님을 포함한 한의원 전체 직원회의를 소집했다.

웬만해서는 직원회의에 원장님을 참석시키지는 않지만, 직원 회의가 어떻게 진행되는지, 직원들 사이에 무슨 이야기가 오 고가는지 참관해서 들어 보시는 게 좋겠다 싶어서 함께 참석 시켰다.

"한의원의 수익이 떨어지는 이유가 무엇이라고 생각하세요?"

"엘리베이터가 없어서 환자들이 걸어 올라오는데 힘들어서 그 런 것 같습니다."

"의원에서 도수치료를 하고 있으니깐 실비보험 때문에 의원으 로 많이 가는 것 같습니다."

"요즘 농사철이라서 환자가 없는 것 같습니다."

물론 틀린 이야기는 아니다. 하지만, 문제를 바라보는 관점에 차이가 있었다. 사람은 누구나 일이 잘 안 되면 항상 변명거 리를 찾고, 항상 욕을 할 다른 사람, 즉 대상을 찾는다. 중세 시대 마녀사냥의 마음이 인간의 본연에 있다.

"자, 선생님들, 지금 선생님들이 이야기한 것은 모두 외 부적인 것입니다. 내부적으로 혹은 본인의 문제가 없는 지 한번 생각해 보세요. 지금 현재 선생님들이 말씀하신 것은 단 하나도 수정할 수 있는 것이 없습니다.
엘리베이터를 설치하면 한의원의 수익이 정상화된다는
보장이 있습니까? 양방에서 도수치료를 하지 않으면 한
의원이 정상화될까요? 도수치료는 이미 우리가 한의원만
운영하던 시절에도 진주시내 모든 병원에서 도수치료를
하고 있었습니다. 그리고 농사철이라고 하지만, 작년 이
맘때의 수익과 비교해 보면 여전히 낮다는 것은 꼭 계절
적인 이유만은 아닙니다. 한의원 내부적으로 수정할 수
있는 혹은 수정해야 하는 문제를 말씀해 보십시오. 그걸
제가 해결해 드리겠습니다."

원장님은 옆에서 듣고만 계셨고, 전 직원은 꿀 먹은 벙어리처
럼 아무런 말이 없었다.

"모든 원인은 내부에 있습니다. 선생님들 각자가 제 역할
을 하고 있는지 스스로에게 물어보시기 바랍니다. 직원
들끼리 내분이 있는 것에 대해서도 스스로를 되돌아보시
기 바랍니다. 그리고 환자 응대에는 문제가 없는지, 원
장님의 진료에 적극적으로 지원이 되고 있는지.
선생님들은 전문가들입니다. 프로답게 각자의 위치에서
제 역할을 하시고, 원장님이 진료 보시는 데 불편함이 없

도록 최대한 지원을 하십시오. 그리고 실장의 말을 들으십시오. 실장의 말은 곧 제 말이라 생각하십시오. 실장님의 언행이 마음에 들지 않는다면 제게 직접 말씀을 하십시오. 실장님과 개인적으로 부딪히는 일은 없도록 하시기 바랍니다. 남 탓하면 문제는 해결되지 않습니다. 의기투합해서 똘똘 뭉치면 수익은 정상화될 겁니다. 결국 사람이 일을 하는 것입니다. 한의원이 정상화되지 않는다면 제가 선택할 수 있는 것은 딱 두 가지입니다. 첫째는 스태프를 바꾸는 것입니다. 두 번째는 폐업을 하는 것입니다.

제가 이 두 가지 중 어느 하나를 결정하는 일이 발생하지 않도록 각자가 한의원을 소중히 여기십시오. 그 힘을 바탕으로 반드시 한의원을 정상화시키기 바랍니다."

그렇게 회의를 마무리했다. 회의를 끝내고 실장만 남게 했다.

"실장님은 직분에 맞게 권위를 좀 지키세요. 여직원들과 사적인 이야기를 하면 할수록 실장으로서의 권위는 계속 떨어지게 될 겁니다."

직원들의 응집 때문인지, 아니면 사이클상 환자가 상승할 타

이밍 때문인지 몰라도 그다음 주부터 효과가 바로 나타나기
시작했다.

💡 결국은 사람이다

누구 하나의 잘못이 아니라, 응집되지 않는 감정이나 행동들
이 켜켜이 쌓인 결과가 바로 수익 감소로 나타난 것일 뿐이
다. 결국 문제를 유발하는 것도 사람이며, 그것을 해결하는
것 또한 사람이다. 사람을 어떻게 움직이게 하느냐는 리더가
어떤 감정으로 직원들을 대하느냐의 차이일지도 모른다.
나는 직원들이 현재 근무하는 직장을 소중히 여기길 바란다.
하지만 나의 이런 바람과는 달리 갑을이 전도되어 직원들이
오히려 갑인 경우가 많다. 즉, '여기 아니면 일할 데 없는 줄
아나?'라는 생각을 갖는다는 것이다.
반대로 나는 직원들에게 일할 수 있는 기회를 줬고, 급여를
주는 고마운 사람이라고 생각하는 것이다. 이 둘 사이의 괴리
를 적절하게 조율 혹은 충족시켜 가야 한다. 이 과정이 참 힘
들지만 그래도 포기할 수 없는 이유는 결국 사람이 하는 일이
기 때문이다.

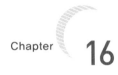

Chapter **16**

과감하게
결단하라

실패를 인정할 줄 아는 것도 용기다. 그 인정을 통해 나의 잘못이 무엇인지, 운영에 어떤 문제가 있었는지 되돌아보는 계기가 된다. 졌다고 혹은 실패했다고 인정하지 않으면 수정할 수 있는 것은 아무것도 없다. 끝났음을 인정하고 새로운 도전을 준비하는 용기가 필요하다.

창업 이후의 불안감

세상일이 내 맘대로 되면 얼마나 좋겠냐마는 사실 센터 창업이라는 것이 광야에 홀로 나온 기분이 든다. 그래서 많은 물리치료사들이 병원에서 월급 따박따박 받아 가면서 살아가는 것이다. 앞서 언급했듯이 누군들 자신의 센터를 창업하고 싶은 마음이 왜 없겠나?

하지만 이것저것 재보고 판단해 보면 창업 이후의 불안감이 더 크기 때문에 현재의 모습을 유지하는 것이다. 이 또한 잘못되었다거나 틀린 판단이라고 할 수 없다. 자신이 결정한 것이고, 자신의 인생이니까.

뒤늦은 사업은 타이밍을 놓친 것

센터를 창업하면 누구나 많은 돈을 벌고 누구나 멋진 삶을 살 수 있을 것 같지만, 하루하루가 다르고 한 해 두 해 지나면서도 변동 사항은 항상 생긴다. 어쩌면 규모가 커질수록 변동 사항은 더 많이 생기게 된다.

세상의 모든 것은 시작이 있으면 끝이 있게 마련이다. 인간의 생명도 시작이 있으면 끝이 있듯이, 모든 사물 혹은 모든 행태 혹은 모든 업종 역시 시작이 있으면 끝이 있다. 세월 따라 무한정 번창하는 직종은 없다. 항상 소멸해 간다.

새로운 업종이나 신산업이 생기면 많은 사람들이 해당 업종에 달려든다. 한창 번성기를 누릴 때 개업을 하면 대박을 치지만, 그 타이밍을 잡기가 참 어렵다.

하지만 이미 초창기 창업자들은 분기점을 넘어서서 하향곡선에 접어들었다는 것을 판단하고 사업을 접는 시기에 뒤늦게 사업을 시작하는 사람이 있다. 본인은 돈이 될 거라고 믿고 창업을 했겠지만, 이미 타이밍을 놓친 것이다.

타이밍의 중요성

하나의 예를 들어 보자. 본인이 대학에 갓 들어가던 시절에 노래방이라는 곳이 생겼다. 당시에는 한 곡당 300원의 동전을 넣어서 노래를 불렀다.

5천 원어치의 동전을 빨간색 플라스틱 바구니에 한가득 담아 와서는 동전을 넣고 노래를 부르던 시절이었다. 그때만 해도 1차는 소주, 2차는 맥주 그리고 3차는 꼭 노래방이었다. 이런 호황이 한 10년 정도 있었던 것 같다.

요즘은 2차도 잘 안 가지만, 노래방은 웬만해서는 잘 가지 않는다. 최근에 노래방을 오픈한 사람이라면 대략 난감일 것이다.

커피숍도 마찬가지다. '화려한 인테리어를 하고 1층에 들어서는 커피숍을 운영하려면 대체 하루에 커피를 몇 잔을 팔아야 운영이 될까?'라고 늘 생각했었다.

초기에는 대형 프렌차이즈 회사의 커피숍이 많이 생겼지만, 요즘은 1인 창업 커피숍이 더러 생기고 있다. 커피숍도 이젠 하락기로 접어든 것이 아닌가 하는 것이 본인의 생각이다. 물러서야 할 때 물러설 줄 알아야 하는데, 그 타이밍을 잡기가 참 어렵다.

미국 서부개척시대에 남부에 사는 많은 땅을 가졌던 부자들은 이미 세상이 변해서 많은 사람들이 서부로 서부로 이동해 갈 때, 과거를 회상하면서 밤마다 드레스를 입고 파티를 벌이면서 과거에 많은 흑인 하인을 거느리면서 넓은 땅에서 농사를 짓던 옛이야기나 했다고 한다. 그런 미국의 이야기는 우리들에게 시사하는 바가 크다 할 것이다.

세상은 이미 변했음에도 불구하고 과거의 영광에 매몰되어 있거나 혹은 또 한 번 과거의 영광이 찾아올 것이라는 막연한 믿음을 갖고 눌러앉아 있다가는 결국 망하고 말 것이다. 판세가 바뀌었다면 내가 잡고 있는 스탠스 역시 바뀌야 한다.

센터 창업 이후에 환자가 증가하지 않는다면 장소를 옮기는 것도 하나의 대안이다. 위치가 그만큼 중요하다는 말이다.

본인은 고스톱을 치지 않는다. 원래가 노름 근처도 가지 않는 성격이다. 나도 그 이유를 잘 모르겠지만, 어쨌거나 나는 노름에 그다지 관심이 없었다. 친구들이 가진 돈이 내 돈이 될 것이라는 생각이 들지 않았다. 카드는 아예 할 줄 모르고, 고스톱은 인터넷을 통해 조금 배운 정도다.

고스톱에 대해 잘 모르지만, 하나의 예를 들어 보자. 가령, 고스톱을 칠 때 패가 잘 들어오지 않으면 우리는 어떻게 하는가? 자리를 바꾸자고 제안하지 않는가? 왠지 패가 잘 들어오는 사람의 자리에 앉거나 혹은 자리를 한번 바꿔 보면 패가 잘 들어올 것 같다는 생각이 들지 않는가?

사실인지 아닌지 모르겠지만, 우리는 무의식적으로 자리를 바꿔 보기를 원한다. 판을 바꿔 보겠다는 말이다. 판이 바뀌면 틈새가 생기게 되고, 그때 기회가 생기는 것이다.

우리는 무의식적으로 혹은 경험적으로 알고 있다. 일이 잘 안 될 때는 판을 바꿔야 한다는 것을…. 센터 창업 이후에 내부적으로 아무런 문제가 없음에도 불구하고 환자가 증가하지 않으면 위치를 바꿔야 한다.

다시 임대를 하고, 인테리어를 하는 비용을 감수해야 하지만,

이대로 주저앉는 것보다는 그래도 희망을 가질 수 있으니 장소를 이동시켜야 한다. 이것이 바로 판을 한번 갈아 보는 것이다.

실패를 인정할 줄 아는 용기

실패, 두려운 단어다. 하지만 실패를 인정할 줄 알아야 한다. 실패를 인정할 줄 아는 것도 용기다. 그 인정을 통해 나의 잘못이 무엇인지, 운영에 어떤 문제가 있었는지 되돌아보는 계기가 된다.

졌다고 혹은 실패했다고 인정하지 않으면 수정할 수 있는 것은 아무것도 없다. 자신이 잘못한 것이 없고, 졌거나 실패하지 않았는데 어떻게 새로운 대안이나 잘못의 수정이 있을 수 있겠는가?

모든 것에는 시작과 끝이 있다. 끝났음을 인정하고 새로운 도전을 준비하는 용기가 필요하다. 패배가 아니라, 새로운 도전이며 도약이다. 과감하게 결단하라.

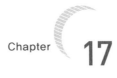

Chapter 17

인사가 만사다

병원에서 근무하는 직원들 역시 전문가들이 모인 집단이다. 나 스스로 전문가라는 자부심을 가져야 하고, 내가 병원에서 어느 포지션에서 어떤 역할을 해야 하는지 스스로 알아야 한다. 또한 경영자는 해당 직원을 적재적소에 배치한 다음 믿고 기다려야 한다.

큰 나무는 바람에 흔들리지 않는다

센터 창업은 처음에는 1인 창업으로 시작을 하지만, 혼자서 북 치고 장구 치고 해서 벌 수 있는 돈은 한계가 있다는 생각이 드는 시점이 온다. 그때 직원을 채용하게 될 것이고, 그런 시점이 올 때마다 직원을 계속 충원하게 될 것이다. 직원을 충원하는 것이 월급을 주고도 더 남는다는 시뮬레이션에 근거해서 말이다.

'가지 많은 나무에 바람 잘 날 없다'는 말이 있듯이, 직원들이 많아질수록 복잡다난한 문제들은 직원이 증가하는 것만큼 비례한다. 반대로, 직원이 적은 것보다는 오히려 조금 더 많으면 조직이 좀 더 안정이 되기도 한다. 시스템이 작동하기 때문이다.

조직에 시스템이 작동할 정도로 직원을 채용하려면 과감한 개혁과 수십 번의 혁신이 있어야만 가능할 것이다. 직원을 증원하는 것이 쉽지는 않지만, 그래도 직원이 한두 명일 때보다는 그 이상으로 많은 것이 더 좋다는 것이 내 생각이다.

큰 배가 파도를 헤쳐 가면서도 잘 흔들리지 않고, 큰 나무의 가지는 잔잔한 바람에 크게 흔들리지 않는 것과 같다. 이쯤에서 내가 겪은 인사에 대해 두 가지만 말하고자 한다.

첫째, 전문가를 뽑고 적재적소에 배치하라

최고의 전문가를 뽑기가 어디 쉬운가? 그래도 찾아야 한다. '인사가 만사다'는 말이 있다. 만고불변의 진리다. 결국은 사람이 일을 하는 것이다.

그 일을 하는 사람을 적재적소에 배치하는 것은 리더의 역량 혹은 역할이다. 축구나 야구를 봐도 해당 선수를 어느 포지션에 배치하느냐에 따라 전체 경기력이 달라지는 것을 쉽게 볼 수 있다. 선수 개개인의 역량을 십분 발휘할 수 있는 포지션이나 타순에 적절히 배치하는 것도 리더의 역량이라고 할 수 있지만, 해당 선수 또한 전문가들이 모여 있는 곳에서 자신이 가장 잘 소화할 수 있는 위치가 어딘지 파악할 수 있어야 한다. 국가대표 중에 초등학교부터 시작해서 중·고등학교를 거쳐서 대학 과정까지 진행되는 동안 축구에서는 공격수를 안 해 본 사람이 누가 있을 것이며, 야구라면 4번 타자를 안 해 본 선수가 누가 있겠는가? 축구선수 모두 공격수를 하려고 하고, 야구선수 모두 4번 타자를 하려고 하면 누가 수비를 하고, 비드필드를 맡고, 윙을 맡을 것인가? '구슬이 서 말이라도 꿰어야 보배'라는 말이 있다.

병원에서 근무하는 직원들 역시 전문가들이 모인 집단이다. 나 스스로 전문가라는 자부심을 가져야 하고, 내가 병원에서 어느 포지션에서 어떤 역할을 해야 하는지 스스로 알아야 한다. 또한 경영자는 해당 직원을 적재적소에 배치한 다음 믿고 기다려야 한다.

'의심이 되면 쓰지 말고, 한번 썼으면 의심하지 마라'는 말은 아주 유명한 말이다. 삼성 창업주 이병철회장의 말이다. 사람마다 각자가 갖고 있는 장단점이 있다. 장점이 부각될 때까지 기다려 주는 인내심이 필요하다.

☀ 두 번째, 서열을 정리하라

직원들에게 '주인의식을 가져라'고 백날 얘기해 본들 주인의식? 절대 안 생긴다. 그렇다고 내팽개쳐 놓을 수도 없지 않은가?

직원들이 움직일 수 있게 동기를 부여하라. 단, 직원들의 자존심을 꺾지 마라. 직원은 수동적인 경향이 다분하다. 명령에 따를 뿐, 약속 이외의 일을 본능적으로 거부한다.

이런 나의 발언에 오너가 아닌 직장인들은 득달같이 달려들겠지만, 이 글을 읽는 독자가 경영자나 혹은 오너 혹은 자영업자라면 일견 일리가 있다고 생각할 것이다. 이 점을 해결하기 위해서는 서열을 정리해 주는 것이 무엇보나 중요하나.

직원들은 자신이 맡은 분야에 대해서만 혹은 시키는 일만 하려고 하는 수동적인 경향이 있다. 앞서 나서기도 싫어한다. 그 이유에는 여러 가지가 있겠지만, '내가 꼭 그 일까지 해야 하나?' 혹은 '내가 이 일을 하려고 입사를 했나?'라는 자괴감이 가장 큰 것 같다.

그래서 조직에서 서열을 정리해 주는 것이 가장 좋다. 자연스럽게 서열이 정리되면 좋겠지만, 그렇지 않다면 오너가 직접 나서서 해결하는 것이 가장 좋다.

사람은 자신의 스타일에 맞는 사람 혹은 상사와는 소통이 잘 되지만, 자신의 사고나 혹은 삶의 방식이 다른 사람 혹은 언어 스타일이나 마음씀씀이가 다른 사람 혹은 상사와는 소통이 잘 안 되는 경향이 있다. 이 경우, 둘 중에 하나를 바꿔야 한다.

직원을 바꾸는 것이 생각만큼 쉽지가 않다. 특히 조직이 작은 규모일 경우 더욱 그렇다. 자그마한 서로 간의 악감정이 쌓여 갈수록 조직은 움직이지 않게 된다. 따라서 작은 페부를 도려내어서 생기를 불어넣어야 한다.

직원이 바뀌면 새로 채용된 직원이 적응하는 데까지 시간이 필요하지만, 반대로 조직에 생기가 돈다는 장점도 있다.

마음은 아프겠지만 바꿔야 한다. 결국은 사람이 하는 일이기 때문이다.

Chapter 18

또 다른 나,
A-를 만들어라

센터가 안정되면 또 다른 것을 꿈꾸게 된다. 센터를 더 확
장하는 방법도 있겠지만, 새로운 시도를 꿈꾸기도 할 것
이다. 항상 새로운 마인드로 리뉴얼하지 않으면 언젠가는
도태되고 말 것이다. 자신의 역량이 어느 정도 되는지는
본인 스스로가 제일 잘 안다.

두 가지 일을 동시에 할 수 없는 급여생활자들. 어떤 사람은 시간이 없어서, 또 어떤 사람은 법적으로 본업 이외에 다른 일을 할 수 없는 분들이 있다.

나 역시 직장 생활을 할 때 항상 마음에 들지 않았던 것은 한 가지 일만 해야 한다는 것이었다. 나의 에너지를 100% 쏟을 뭔가가 없었다.

나는 두세 가지 일을 동시에 할 수 있는 체력이 되고 시간적인 여력도 되는데, 학교의 방침이 그렇다. 둘 중 하나를 포기해야 하는 인생. 학교의 방침이 그러하니 어쩔 도리가 없었다.

하지만 그런 제약이 없는 지금 필자가 책을 집필하고, 특허를 내고, 제품을 개발하는 등 일련의 행동들이 이문환 A-를 만들기 위한 노력이며, 과정들이다.

도전하는 즐거운 삶

사람이 몸으로 벌 수 있는 돈은 한계가 있다. 예를 들어 보자.

초·중·고등학교를 거쳐서 전교 1등을 하면 서울대의대나 법대에 들어간다. 의대를 나와서 취직을 하면 한 달에 벌 수 있는 돈은 약 1~2천만 원 정도다.

하지만, 만약 제품을 개발하면 어떻게 될까? 발 없는 제품이 전국으로 혹은 전 세계를 돌아다니면서 돈을 벌어오게 되는 구조다. 이 얼마나 흥분되지 않는가 말이다.

실패를 생각한다면 아무것도 할 수 없다. 무슨 일이든 해 봐야 죽이 되든 밥이 되든 될 터인데, 지레 겁먹고 아무것도 하지 않으면 영원히 아무것도 할 수 없을 것이다. '구더기 무서워서 장 못 담그랴?'라는 속담이 있다. 그리고 현대그룹 창업자 고 정주영 회장님의 명언도 있다.

"해 보기는 해 봤어?"

그래, 해 보지 않고 겁먹지 말고, 실패의 변수를 최대한 줄이고, 성공 가능성을 높여서 도전해 보는 삶 또한 즐겁지 않겠는가!

💡 항상 새로운 마인드로 리뉴얼하는 삶

센터가 안정되면 또 다른 것을 꿈꾸게 된다. 이때 센터를 더 확장하고 인력을 충원하는 방법도 있겠지만, 새로운 시도를 꿈꾸기도 할 것이다.

경남대 물리치료학과에 재직 중이신 김성렬 교수님과 한날 저녁에 소주를 마시면서 대화를 한 적이 있었다. 그때 교수님이 내게 한 말은 말 그대로 쇼킹했다. 교수님의 꿈은 회사를 만들어서 코스닥에 상장을 하는 것이라고 했다.

그 말을 듣는 순간 온몸에 에너지가 확 도는 기분이 들었다. 회사를 만드는 것도 신선했지만, 코스닥에 상장을 한다니…. 나 역시 한 번도 생각도 안 해 봤고, 시도도 해 보지 않았고, 주위에서 시도한 사람도 없었던 터라 그 말을 듣는 순간 생소하거나 낯설게 느껴지기보다는 나도 한번 해 봐야겠다는 생각이 들었다. '결국 인간이 하는 일이니 나라고 못할게 뭐있겠나?'라는 생각이 들었다.

항상 새로운 마인드로 리뉴얼하지 않으면 언젠가는 도태되고 말 것이다. 자신의 역량이 어느 정도 되는지는 본인 스스로가 제일 잘 안다.

💡 자신의 꿈을 이야기하라

몇 년 전에 통일되면 북한에 가서 대학을 만들겠다고 했을 때, 내 말을 듣는 모든 사람들은 우스갯소리로 들었고 더러는 비아냥거리기도 했다.

사람이 입 밖으로 자신의 꿈을 이야기한다는 것은 대단한 용기가 필요하다. 또한 진심이기 때문에 주변에 알리는 것이고, 혹시 함께할 사람이 있거나 혹은 도움을 받거나 혹은 조언을 구할 사람이 있을까 싶어서 입 밖으로 내는 것이다.

입 밖으로 내뱉음으로써 내 말에 책임을 져야 한다. 내 말에 책임을 지기 위해서라도 그 꿈을 이루기 위해 최선의 노력을 다하는 것이다.

새로운 꿈을 갖는다는 것. 상상만으로도 가슴이 벅차오른다.

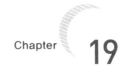

Chapter **19**

먼저 그 길을 가 있는
전문가를 찾아가라

힘들 때 그 길을 먼저 가 있는 선배나 어른을 찾아가서 조
언을 듣는 것을 마다하지 마라. 자신의 시련이나 좌절이
부끄럽다고 조언을 구할 용기를 내지 못한다면, 어쩌면
실패자라는 낙인으로 인해 더 힘든 고통의 시간을 보내야
할지도 모른다.

내 아이가 자라서 중학교 혹은 고등학생이 되면 두 아이를 데리고 전국의 관광지가 아니라, 전국의 대학을 둘러볼 계획을 갖고 있다. 3년 뒤 혹은 6년 뒤에 갈 그 대학을 먼저 가 보는 것이다.

가 보는 것과 가 보지 않은 것에는 많은 차이가 있다. 가 본다는 것. 가서 본다는 것은 막연한 꿈이나 상상이 현실이 되는 것이다. 꿈꾸던 그곳에 가 보면 마음가짐이 달라지는 것은 당연한 일이다.

발품을 팔고 시간을 내어서라도 내 아이들이 미래에 가게 될 그 대학들을 둘러보고, 혹시 내가 아는 교수가 그 대학에 있다면 연구실과 실험실도 둘러보면서 내 아이의 미래 꿈을 현실화시켜 주고 싶다.

본인 역시 새로운 계획을 잡을 때, 그 길을 먼저 간 사람들을 찾아가게 된다. 물론 무턱대고 찾아가는 것은 결례가 되기 때문에 이래저래 인맥을 동원해서 연락을 취하고, 그 현장에 가보고, 그분과 직접 대화를 해 봄으로써 내 생각을 정리하게 된다.

나는 나보다 나이가 어린 친구보다는 나보다 나이가 많은 어른을 좋아한다. 세대 차이로 인한 사고의 벽이 있기 때문에 대화가 잘 안 될 것 같지만, 의외로 대화가 잘된다.

비슷한 또래나 나이가 어린 친구들과 대화를 하면 대화의 주제가 비슷하고, 서로 잘 아는 이야기를 하기 때문에 오히려 의견이 맞지 않아서 충돌을 일으키는 경우가 있지만, 나이가 많은 분들과 대화를 하면 그분들이 살아온 인생에서 많은 것을 배우기 때문에 오히려 대화가 진지해지고, 그 긴 시간을 살아온 그분들의 이야기가 진한 감동으로 전해져 오는 경우가 많다.

그리고 차나 소주 한 잔으로 그분의 인생을 배울 수 있으니, 이보다 더 값싼 교육비가 어디 있는가 말이다.

시련에도 재기할 수 있는 힘

필자 역시 수많은 난관을 극복해 오고 있는 만큼 주위에서 더러 연락이 오고, 직접 찾아오기도 한다. 치료를 할 때는 치료하는 모습을 지켜보게 하며, 치료하는 중간에 설명을 하면서 대화를 한다.

나 역시 힘들고 그리고 앞으로 가야 할 때 그 길을 먼저 가 있는 분들을 찾아가서 조언을 얻어서 성장한 만큼 나 역시 그 빚을 갚는다는 심정으로 그렇게 대하는 것이다.

인간은 누구나 시련을 겪게 된다. 그 시련이 목숨과도 맞바꿀 정도의 시련이기도 하지만, 대개는 소소한 시련이 연속된다. 그때마다 좌절하지 않고 재기할 수 있는 힘은 먼저 그 길을 가 본 어른을 만나는 것일지도 모른다.

💡 나이만 먹은 게 아닌 '진짜' 어른

'나는 어떻게 늙어 갈까?'라는 고민을 수년 전부터 해오고 있다. 나의 꿈은 통일이 되면 사립대학을 세우는 것이다. 지금은 돈 한 푼 없지만, 그 꿈은 이뤄질 것이라고 믿는다.

'1백만 번 같은 말을 하면 그 꿈이 이뤄진다.'는 인디언들의 격언이 있다. 난 이미 몇 년 전부터 통일 이후 평양에 사립대학을 건설할 것이라고 주위분들에게 이야기를 하고 다닌다.

물론, 지금은 대학을 지을 돈도 없고 세력을 모으고 있지도 않지만, 난 단 한순간도 이 꿈을 포기한 적이 없다. 늘 그래왔듯이 시간의 문제일 뿐이지, 내가 꿈꿔 오던 일은 항상 이뤄져 왔기 때문에 나의 꿈도 반드시 언젠가는 현실이 될 것이라고 믿는다.

내가 이루고자 했던 모든 꿈이 이루어졌을 때 나이만 늙어 버린 어른이 아니라, 삶이 힘들어 고뇌하는 젊은이들에게 조언을 해 주고 해결 방법을 제시해 주는 혹은 그 친구가 재기의 기회를 가질 수 있도록 도와주는 조력자, 그런 어른이 되는 것이 마지막 꿈이고, 그렇게 내 삶을 정리하려고 한다.

'머슴은 나이가 벼슬이다.'라는 말이 있다. '너 몇 살이고?'라는 말로 나이로 계급을 나누려고 하는 속 좁은 어른의 모습이 아니라, 혹은 늙어서 초췌해진 그래서 젊은 사람들에게 외면당하는 힘없는 어른의 모습이 아니라, 늙음에서 나오는 품위를 갖는, 그래서 많은 사람들에게 도움이 되는 어른으로 늙고 싶다는 소망을 갖고 있다.

☞ 조언을 구할 용기

센터 창업은 새로운 도전이다. 도전은 반드시 난관에 봉착하게 된다. 그 난관을 극복해 가면서 스스로 성장하기도 하지만, 좌절하게 될 수도 있다.

힘들 때 혹은 좌절하게 될 때 그 길을 먼저 가 있는 선배나 혹은 어른을 찾아가서 조언을 듣는 것을 마다하지 마라. 자신의 시련이나 좌절이 부끄럽다고 입 밖으로 내지 않고 조언을 구할 용기를 내지 못한다면, 어쩌면 실패자라는 낙인으로 인해 더 힘든 고통의 시간을 보내야 할지도 모를 일이다.

Chapter 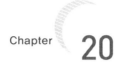 **20**

똑같은 말을 일만 번 반복하면 현실이 된다

지금 말하는 내 꿈은 허황되고 현실 불가능한 일일지라
도, 계속 그 꿈을 입 밖으로 내뱉다 보면 듣는 이에게 모
종의 약속이 되고, 본인에게는 의무감이 된다. 그 결과
꿈은 이루어지는 것이다.

말은 신념이 되고, 신념은 기적을 만든다

인디언 격언에 '같은 말을 1만 번 하면 그것이 이루어진다.'는
말이 있다. 반복의 위대함을 표현하는 말이다. 같은 말을 반
복한다는 것은 무슨 의미일까? 바로 간절히 원하고 있다는 것
이다. 그것은 신념이 되어 나타나고, 신념은 기적을 만든다.
우리 속담에도 '말 한마디로 천 냥 빚을 갚는다.'는 말이 있
다. 또 '가는 말이 고와야 오는 말이 곱다.'는 말도 있지 않는
가? '말이 씨가 된다.'고 한다.

지금 말하는 내 꿈은 허황되고 현실 불가능한 일일지라도, 계
속 그 꿈을 입 밖으로 내뱉다 보면 듣는 이에게 모종의 약속이
되고, 본인에게는 의무감이 된다. 즉, 실없는 놈이 되지 않기
위해서라도 그 꿈을 이루기 위해 노력하게 되는 것이다. 그
결과 꿈은 이루어지는 것이다.

지금 내가 갖고 있는 생각이나 꿈이 조금은 허무맹랑하고 듣
는 사람으로부터 실없는 놈이라고 놀림을 받을 수도 있지만,
그럼에도 불구하고 자신의 꿈을 누군가에게 내뱉는다는 것은

대단한 용기가 필요한 법이다. 지금 당장 당신의 꿈을 이야기하라. 그리고 책임을 져라.

그 꿈을 듣는 당신은 자신의 꿈을 이야기하는 사람을 무시하지 마라. 언젠가는 그 꿈이 현실이 되어 당신 앞에 나타날지도 모른다.

⚘ 당신은 무엇을 원하는가?

성경에는 '마음으로 믿어 의에 이르고 입으로 시인하여 구원에 이른다.'는 말도 있다. 그리고 '말씀으로 천지를 창조했다.'고 쓰여 있기도 하다. 반복하는 수단인 말도 이 같은 위대한 능력을 갖고 있다.

우리가 이루고 싶은 것이 있으면, 그 말을 계속 되풀이하면 된다. 이루고 싶은 일을 적어 놓고 계속 반복하면 이루어진다니 얼마나 쉬운 일인가?

외우기만 하면 그 일은 이루어진다. 따라서 주문을 외우듯이 꿈을 외는 작업이 중요하다. 신념을 가지고 말을 반복해서 계속하면 그 일은 반드시 이루어진다. 어떤 것이든지 말이다.

당신은 무엇을 원하는가? 지금 바로 종이에 적고 주문을 외우듯이 거울 앞에서 1만 번을 외친다면 그 일은 현실이 되어 당신 앞에 나타날 것이다.

Chapter **21**

치료로 승부하라

내가 최선을 다해서 치료를 할 때 그 진심은 환자에게 전달되고, 그것은 치료 결과로 반드시 나타난다. 그리고 이는 입소문을 타고 전해질 것이다. 그렇게 센터는 안정이 되는 것이다.

센터를 찾는 고객은 태반이 중증환자다

센터는 병원의 도수치료와는 달리 실비보험으로 처리가 되지 않는다. 그럼에도 불구하고 개인 센터를 방문하는 이유는 병원에서 받는 도수치료가 효과가 없기 때문이다. 그래서 비싼 돈을 지불하면서 센터를 찾는 것이다. 돈이 얼마가 들더라도 고통에서 해방되었으면 하는 간절한 바람으로….

센터에는 병원에서 치료를 하는 환자들에 비해 상당히 고난이도의 환자들이 주로 내원한다. 이런 분들을 치료하는 곳이 센터다. 몸이 뻐근해서 마사지를 받을 사람이라면 동네 마사지샵에 갈 것이다. 센터에 오는 고객은 태반이 중증환자들이다. 대충 치료해서 나을 사람들이 아니라는 말이다.

자, 어떠한가? 자신 있는가?

반드시 치료해 낸다는 일념으로

문만 열면 환자들이 줄을 서서 올 것 같지만, 파리 날리는 날이 하루 이틀 지속되면 속은 시커멓게 타들어 가고, '다시 병원으로 돌아갈까? 다른 사람에세 앙도를 할까?' 별의별 생각이 다 든다. 센터 창업을 하고 센터장이 된다는 창업 전의 멋진 포부와 기대는 온데간데없이 싹 사라지고 남는 건 오직 생존뿐이다.

해결책은 항상 내부에 있고, 창업자 본인에게 있다. 환자가 오지 않는다면 치료가 안 되기 때문이다. 다른 이유가 없다. 혹시 당신이 치료할 수 있는 환자는 다른 치료사도 똑같이 치료할 수 있다는 생각을 해 본 적이 있는가? 반대로, 이 환자는 나 아니면 치료해 낼 수 있는 치료사가 없다고 생각해 본 적이 있는가?

어쩌면 당신이 치료할 수 있는 환자는 다른 선생님들도 치료할 수 있는 환자일 가능성이 높다. 그 이유는 대한민국 물리치료사로서 보고 배운 것이 엇비슷하기 때문이다.

당신이 좀 더 나은 치료사라면 다른 선생님들이 치료하지 못하는 환자를 치료할 줄 알아야 한다. 실제로 센터를 내원하는 환자들은 다른 병원이나 센터에서 치료가 안 되어서 내원한 경우가 많다.

'반드시 치료해 낸다.'라는 일념으로 환자의 증상에 집중하라. 병이 안 낫는다면 그만한 이유가 있을 것이다. 오롯이 환자에게 집중을 하다 보면 해결점을 찾을 수 있을 것이다.

먼저 시작했고, 현재도 임상에서 환자를 치료하고 있고, 치료 서를 발간했고, 물리치료사들을 대상으로 강의를 하고 있는 사람으로서 하나의 팁을 준다면 다음과 같다.

"환자가 낫지 않는 것은 근육이 아직 덜 풀렸기 때문이다."

이 말에 동의하는 분도 계실 테고, 의아해하는 분도 있을 것이다. 척추의 문제는 퇴행이나 디스크탈출이 원인이고, 퇴행성관절염은 닳아 버린 연골이 원인이며, 충돌증후군과 테니스엘보는 힘줄에 생긴 염증이 원인이며, 삔 관절은 늘어난 인대가 원인인데, 모든 질환의 원인이 근육이라니 보도 듣도 못한 헛소리라고 여겨지는가?

모든 질환의 원인이 근육이라고 하는 필자의 의견에 동의하는 선생님은 고수이며, 디스크나 인대 혹은 관절이 원인이라고 생각하는 선생님은 하수다.

필자가 앞서 발간한 세 권의 책을 통해서도 계속 강조했듯이 모든 질환의 원인, 적어도 물리치료사들이 주로 치료를 하고 있는 신경근골격계 질환만큼은 근육이 원인이며, 치료 타깃은 굳어 있는 근육이 된다. 필자의 책을 읽고 이해를 하신 선생님들은 본인의 주장을 받아들이겠지만, 그렇지 않은 분은 이해가 안 될지도 모른다.

'사람은 자기가 듣고 싶은 말만 듣는다'는 말이 있다. 이 말은 자신의 수준에서 혹은 이해할 수 있는 딱 그 수준만큼만 이해를 한다는 의미이기도 하다. 전달자의 의미가 곡해되는 이유가 바로 학습자 혹은 듣는 사람의 수준이 차이가 나기 때문이다. 하나를 알면 열을 아는 사람이 있는 반면에, 하나를 가르쳐 줘도 다르게 해석을 하기도 한다. 달을 가리키지만 달을 보지 못한다. 치료 역시 마찬가지다. 자신의 치료 지식의 수준 내에서만 이해를 하게 된다.

실제로, 임상경험이 많은 사람들의 치료 방식을 보면 필자와 많은 부분 유사하다는 것을 발견하게 된다. 즉, 근육에 치료의 포커스가 맞춰져 있다는 것이다. 물론, 손만 댄다고 해서 근육이 풀리는 것이 아니니, 치료사마다 디테일한 점에서 차이가 나니 치료 결과가 달라진다.

하지만, 아예 다른 길을 가는 선생님이라면 치료 결과는 완전히 달라진다. 치료 타깃이 정확하다면 시간의 차이일 뿐 언젠가는 회복되지만, 치료 타깃이 틀리다면 환자의 증상은 개선되지 않을 것이고, 해당 센터를 두 번 다시는 찾지 않게 될 것이다.

더러 센터 창업 이후에 실패하는 사례를 듣게 된다. 창업 실패의 원인에는 여러 가지가 있겠지만, 가장 근본적인 원인은 앞서 언급했듯이 창업자 본인의 역량 때문일 가능성이 가장 높다. 병원에서 근무할 때는 몰랐지만 센터를 창업해 보니 자신의 치료 실력이 떨어진다는 것을 알게 되는 것이다.

우선, 자신의 치료 경험과 의료 지식에 기반해서 최선을 다해 환자를 치료하다 보면 치료의 단서를 발견하게 될 것이다. 그때쯤이면 필자의 견해에 동의할 수 있을 것이다.

본인은 아직도 그 어떤 치료 도구를 사용하지 않는다. 치료사의 손을 따라오는 치료 도구를 아직 발견하지 못했기 때문이다. 하루하루가 힘들고 체력이 바닥이 나지만, 그 어떤 도구를 사용하지 않는 이유는 굳어 있는 근육을 풀고 체형을 교정하는 데 있어서 치료 효과나 시간적인 측면에서 보면 손보다는 비효율적이기 때문이다.

내가 최선을 다해서 치료를 할 때 그 진심은 환자에게 전달되고, 그것은 치료 결과로 반드시 나타난다. 그리고 이는 입소문을 타고 전해질 것이다. 그렇게 센터는 안정이 되는 것이다.

급하게 먹은 음식이 체하는 법. 단시간에 대박 칠 생각 말고 쉬엄쉬엄, 하지만 끊임없이 운영하는 것이 센터 창업의 성공 비결이다.

Chapter

창업하는 방법 :
임대계약부터 사업자등록까지

환자들은 화려한 실내장식이나 고가의 치료 장비에 현혹
되지 않는다. 그러려면 병원에 가지, 센터로 오지는 않았
을 것이다. 투자 대비 수익률을 감안해야 한다. 환자는
나아야 온다. 절대 쉬러 오는 것이 아니다.

개설 절차는 크게 보면, 다음의 네 가지 과정을 따른다. '임대차계약서 체결 → 실내인테리어 → 사업자등록 → 마케팅'이다. 먼저, 임대차계약서를 체결하기 전에 사무실을 마련할 공간과 위치를 정해야 한다.

💡 공간의 크기 및 층수

먼저 공간을 보자. 치료 센터라면 대략 10여 평 정도면 충분하다. 2~3명이 근무할 곳이라 해도 20평 미만이면 충분하다. 꼭 1층에 있어야 하는 음식점이나 술집 등 외식업이 아니기 때문에 2층이나 3층이어도 상관없고, 그보다 더 높은 층이라도 상관없다.

그리고 엘리베이터가 있으면 좋겠지만, 2층이나 3층 정도는 엘리베이터가 없어도 환자들이 충분히 오르내릴 수 있다.

💡 임대료 및 수수료

임대료는 건물이 위치한 곳에 따라 천차만별이다. 임대료는 보증금과 월세로 이뤄지는데, 처음 임대를 하는 사람은 개념이 잘 안 잡힐 거다. 월세 10만 원은 보증금 1천만 원과 같다. 즉, 임대료가 5천만 원이라고 가정해 보자. 이 경우 보증금 1천만 원에 월세가 4십만 원이 된다.

10여 평 사무실 공간은 대략 이 정도의 임대료면 충분할 것이다. 10평에 5천이면 평당 5백만 원이며, 20평에 5천이면 평당 250만 원이다. 주변 시세를 알아보면 평당 얼마가 적절한지 파악이 될 것이며, 적당한 물건을 결정하면 된다.

부동산을 통하면 중개업자에게 5%의 수수료를 지급해야 한다. 수수료를 절약할 요량이면, 건물에 붙어 있는 '임대'라는 글자 밑에 주인의 전화번호가 적혀 있는 경우가 있다. 주인과 직접 거래를 하기 때문에 수수료를 지급할 필요가 없어진다. 주인이 직거래하는 것이 불안하면 부동산중계업자를 통하면 된다.

💡 화장실

화장실은 깔끔해야 한다. 변기가 노후되어 있으면 교체하는 것이 좋다. 최소 경비로 문짝도 깔끔하게 하고, 벽면도 화사하게 하는 게 좋다.

예전에야 화장실을 통시라고 하기도 하고, 화장실과 처갓집은 멀어야 좋다는 말도 안 되는 소리를 하면서 화장실은 뒷간이라고 부르며 집과는 아주 멀리 그것도 아주 허름하게 그저 봄이 되면 밭에 뿌릴 거름 정도로 사용하기 위한 저장소 정도로 가볍게 여겼지만, 요즘은 어디 그런가.

화장실은 엄연한 휴식 공간이다. 위생적으로도 깔끔하고 편안하게 휴식을 취할 수 있어야 한다. 치료실만큼이나 포기해서는 안 되는 곳이 바로 화장실이다.

당연히 비데는 설치해야 한다. 사용료는 월 1만 5천 원 정도면 된다. 정수기와 함께 설치를 하므로 같이 의뢰를 하면 된다. 정수기 1대와 비데 1대 포함해서 매달 약 3만 원 정도 소요된다.

💡 천장과 벽 공사

천장은 텍스나 판자나 어떤 식으로든 공사가 되어 있는 곳이면 된다. 요즘 신규 건물은 천장과 벽 공사를 하지 않는 경우가 많다. 세입자가 원하는 대로 공사를 하라는 의미이지만, 비용이 발생하는 만큼 천장과 벽공사가 되어 있는 기존의 건물이면 좋다. 그래야 인테리어 비용을 줄일 수 있다.

신건물일 경우, 주인에게 천장 공사를 해달라고 요청해 보는 것도 한 방법이다. 밑져야 본전이니깐.

형광등은 비용이나 시각적인 면으로 보았을 때, LED 등으로 하는 것이 좋다. 너무 환하지 않아도 된다.

치료실 베드 위에 형광등을 설치하는 것은 피해야 한다. 환자가 누워 있을 때 형광등이 바로 비치면 눈이 부셔서 환자가 불편해하기 때문이다.

벽은 페인트나 도배를 하면 된다. 나무판으로 마감을 하거나 특히 돌판으로 화려하게 할 필요는 없다.

바닥은 대리석이나 약간 광이 나는 인조대리석이면 좋고, 비용을 고려하면 데코타일이면 충분하다.

☀ 전기공사

전기공사는 치료실이 있는 위치와 베드가 위치할 곳에 전선을 깔아 내리면 된다. 메인부스에서 천장으로 전선이 이동해서 원하는 위치로 내려야 하기 때문에 전문기사가 해야 한다. 만일 비용이 부담된다면 연장선코드를 사서 직접 해도 된다.

병의원처럼 의료기관일 경우에는 치료용 침대도 많고, 전기코드가 필요한 곳이 많기 때문에 반드시 전기공사를 한다. 치료용 테이블이나 진료테이블 등 스태프들이 근무하는 데 편리하도록 전선을 배치한다. 하지만, 자그마한 센터는 많은 전열기구를 꽂을 소켓이 필요하지 않기 때문에 멀티탭으로 필요한 곳에 연결해서 사용하는 것도 좋다.

혹, 규모를 크게 할 요량이면 내부전기가 부족할 수도 있다. 일반적으로 가정용 전력으로 5킬로와트가 들어와 있다. 123번으로 전화해서 건물의 주소와 층수를 알려 주면 몇 킬로와트의 전기가 들어와 있는지 확인할 수 있다. 한전 전화번호다.

한전에 전화로 확인해 보고 나서 치료 장비나 전열기구의 전력소모량을 계산해서 승압 공사를 해야 한다. 이 또한 비용이 발생한다. 더러 5킬로와트 이상이 필요한 경우 간단한 승압공사만으로 안 되는 경우가 있다. 본인이 직접 겪은 일인데 설명을 하자면 다음과 같다.

가령, 5층 건물이라고 가정하자. 근데, 기존 세입자가 먼저 승압공사를 해서 전기를 당겨서 사용해 버리는 경우가 있다. 이 경우 건물에 들어온 총 전기량이 부족하기 때문에 외부에서 건물로 전기를 끌어와야 하는 문제가 생긴다. 증설공사라고 한다. 비용은 200만 원 정도 소요된다.

나는 15킬로와트가 필요했는데, 내가 임대한 곳에는 기본전기인 5킬로와트가 들어와 있었다. 승압공사를 해서 사용하려고 했더니 당겨서 사용할 전기가 없었다. 이와 같은 경우에 외부에서 전기를 끌고 들어오는 것이다.

💡 냉난방

치료실을 꾸밀 때 신경 써야 할 것 중에 하나가 바로 냉난방시설이다. 좀 추우면 옷을 겹쳐 있고, 좀 더우면 선풍기나 창문을 열어서 식히면서 참고 사는 세상이 아니다. 1년 내내 냉난방기가 돌아가는 세상이다. 비용이 들더라도 반드시 인버터 냉난방기를 설치해야 한다. 그래야 전기세를 아낄 수 있다.

냉방보다 난방비가 더 많이 든다. 인버터가 아니라면 전기세를 감당할 수 없을지도 모른다. 좀 싸게 산다고 전열기구를 샀다가는 배보다 배꼽이 더 커지는 현상에 당황해하면서 추가로 인버터 냉난방기를 설치하게 될지도 모른다. 따라서 처음 설치할 때 제대로 된 인버터를 설치하기 바란다.

같은 평수인데도 제품마다 가격에 차이가 있다. 다 이유가 있다. 바로 냉난방기의 출력과 관련이 있다. 냉난방기만큼은 제대로 된 제품을 구매해야 한다는 것이 본인의 경험이다.

💡 간판

간판은 환하고 오래가고 색깔도 예쁜 LED 간판이 유행이지만, 하루에 유입 가능한 인원이 10명 내외라는 점을 고려하면 비싼 LED등도 좋지만, 소위 말하는 천갈이를 하는 간판도 무방하며, 그리 크지 않아도 된다.

대부분의 고객들은 아름아름 소문 듣고 찾아오기 때문에 센터를 찾을 수 있을 정도면 충분하다. 길을 가다가 우연히 본 간판을 보고 찾아오는 경우는 거의 없다.

여기서 팁 하나. 간판은 시청의 도시과에 허가를 받아야 한다. 간판업자가 처리할 일이지만, 더러 간판업자들이 이 부분을 놓치는 경우가 있다. 꼭 허가를 받아서 간판을 설치해야 한다. 그래야 다시 철거했다가 설치하는 이중고를 겪지 않는다.

💡 치료 장비

슬링이나 운동 장비들이 필요하다면 필요한 만큼 설치를 해야겠지만, 비용이 만만치가 않다. 각자가 알아서 판단할 몫이다.

본인은 전동테이블 하나로 시작했다. 드랍테이블이나 칵스테이블 등 1천만 원을 호가하는 치료베드도 있지만, 치료 효과적인 측면에서 보면 그리 가성비가 높지 않다. 어쩌면 전시용으로 방치될 가능성도 있다.

환자들이 처음 방문했을 때 화려한 실내장식이나 고가의 치료장비에 현혹되지 않는다. 그러려면 병원에 가지, 센터로 오지는 않았을 것이다.

투자 대비 수익률을 감안해야 한다. 환자는 나아야 온다. 절대 쉬러 오는 곳이 아니다.

💡 위치

무엇보다 위치가 중요하다. 틀림없는 사실이다. 너무 구석진 골목 안이라면 좀 음산한 분위기가 들어서 고객들이 꺼리게 되고, 반대로 시내 한복판이라면 보는 눈들이 많기 때문에 감독기관의 감사나 각종 민원에 휘말릴 가능성이 있다.

조용히 운영하면서도 적당한 수익을 올릴 수 있는 곳을 찾아보는 것이 좋다. 주 고객층이 노인이 아니라 중장년층이라고 봤을 때, 시내버스가 다니는 곳보다는 주차시설이 마련되어 있거나 전용주차장이 없으면 인근의 주차시설을 이용할 수 있는 곳이면 좋다.

혹, 유료주차장을 이용해야 한다면 센터에서 주차비를 부담해 주는 것도 좋은 방법이다. 대부분의 고객들이 자동차로 이동하기 때문에 주차하기가 힘들면 치료받는 것을 꺼린다.

💡 사업자등록

먼저 건물주인과 임대차계약서를 작성해야 한다. 주인과 합의해서 추가할 문구가 있으면 추가한 후 계약기간을 적은 다음 사인하면 된다. 대부분 임대차기간은 2년이다. 이 기간 또한 쌍방 간의 합의하에 조정할 수 있다.

이 임대차계약서를 들고 세무서에 가서 사업자등록을 하면 된다. 사업자등록신청서류에 대표자 약력과 임대한 건물의 주소명 등을 기입한 후 신청하면, 당일 바로 사업자등록증이 발급된다.

중요한 것은 업종에 관한 것이다. 업종은 서비스, 부업종은 운동 및 교육으로 하면 된다. 체형교정을 지정하면 시청에 추가로 등록해야 하는 문제가 있기 때문에 절차가 번거로울 수도 있다. 더러 현장실사를 나오기도 하지만, 영세업체에서는 임대차계약서만 있으면 신청 당일 사업자등록증이 나온다.

여기서 팁 하나. 사업자등록증은 두 가지이다. 간이과세자와 일반과세자다. 둘의 차이점은 세금을 환급받을 수 있느냐 없느냐의 차이점이다. 요약하면 다음과 같다.

첫째, 간이과세자는 연간 수익이 4,800만 원 미만일 경우 세금을 한 푼도 내지 않는 반면에 일반과세자는 수익의 10%를 세금을 내야 한다.

둘째, 간이과세자는 환급을 받을 수 없지만, 일반과세자는 개원 초기에 발생한 비용, 즉 매입비용이 수익보다 많을 경우 차액을 환급받을 수 있다.

이러한 점에서 개원 초기에는 일반과세자로 등록을 하고, 1년이 지난 후에 연간매출액이 4,800만 원 이하일 경우에 간이과세자로 전환하면 된다. 지출한 금액은 카드로 결제를 하거나 현금 집행 시에는 반드시 세금계산서를 받아야 한다.

창업을 하면 인건비와의 싸움이기도 하지만, 세금과의 싸움이기도 하다. 조금만 신경을 쓰면 절세를 할 수 있는 방법이 있다.

그다음 카드단말기 회사에 전화해서 카드단말기를 설치해 달라고 하면 방문하여 설치해 준다. 인터넷과 유선전화 그리고 TV는 결합상품으로 구매하면 설치비를 절약할 수 있다.

세금신고

1인 창업이라면 국세청 홈페이지에 들어가서 직접 하면 된다. 아니면 세금신고 기간에 세무서에 가면 직원들이 도와준다. 카드단말기 회사에 전화해서 해당 기간 동안의 카드매출이 얼마인지 알려 달라고 하면 금액을 알려 준다. 카드수익과 현금수익을 갖고 신고를 하면 된다. 만약 개원 당시에 발생한 비용이 있다면 세금계산서를 발급받아서 경비로 기입하면 된다.

제일 좋은 방법은 세무회계사무소를 이용하는 것이다. 매달 16만 5천 원이 발생한다. 하지만 세금신고와 관련된 많은 업무를 대신해 주기 때문에 경리 1인을 두는 것보다는 훨씬 경비 절감에 나은 방법이다. 본인은 세금에 관한 것은 전문가에게 맡길 것을 권한다.

인터넷에서 구매해서 직접 설치할 수도 있지만, 전선이 천장으로 들어가지 않으면 치렁치렁한 게 보기에 좋지 않다. 전문업체에 맡기면 된다. 6채널은 대략 1백만 원 정도면 된다. 전선을 천장으로 연결하기 때문에 선이 너저분하게 보이지 않고 깔끔하게 마무리할 수 있다.

CCTV는 나를 보호하기 위한 장치다. 치료 도중에 발생할 수 있는 각종 오해의 소지, 특히 성추행과 관련되어 스스로를 방어할 수 있는 장치다. 클라이언트의 몸을 직접 만지기 때문에 각종 오해의 소지로부터 나를 보호할 수 있는 강력한 증거가 되므로 반드시 설치해야 한다.

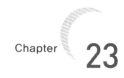

Chapter 23

누군가 해냈다면
나도 할 수 있다

이른 새벽 『1만 시간 태도의 법칙』이라는 책을 읽는 중간에 '누군가 해냈다면 나도 할 수 있다'라는 소제목을 보는 순간, 지난 5년 전 필자가 부모님께 드렸던 말이 기억났다. 그래, 결국 사람이 해낸 일이다. 낸들 못 해낼 게 뭐 있을까?

5년 전 필자가 대학을 사직했다는 소식을 전하러 부모님이 살고 계시는 의령에 들른 적이 있다. 본인은 2대 독자이면서 늙어 가는 부모님을 모셔야 한다는 일념하에 대전에서 재직 중이던 교수직을 버리고 진주에 있는 지방대 물리치료학과로 이직을 했다.

주말이면 아내와 아이들을 데리고 부모님을 자주 찾아뵈었다. 아내가 바쁘거나 함께 가기 싫어하는 눈치를 보이면 세 살배기 두 아이를 차에 태우고 시골에 계시는 부모님께 아이들의 재롱을 보여 주기 위해 자주 찾아뵈었다.

요즘은 필자가 근무하는 병원에 자주 나오시는 터라 오히려 내가 시골을 찾는 일이 줄어들었지만, 그래도 여느 자식들보다는 자주 부모님을 찾는다. 하루하루 늙어 가는 부모님의 모습을 보면 자식으로서 늘 짠한 마음이 든다. 특히 목 앞에 주름이 깊어지는 모습을 볼 때면 내 가슴이 철렁 내려앉는 기분이 든다.

지나온 삶을 되돌아보며 '만약 나에게 아버지가 계시지 않으셨다면 나는 어떤 삶을 살았을까?'라고 반문하고는 한다. 어쩌면 지금과는 다른 삶을 살고 있지 않을까라는 막연한 생각을 한다. 그 이유는 비록 나의 성장에 물질적으로 많은 도움을 주시지는 않았지만, 아버지라는 마음의 그늘이 있었기 때문에 나의 삶을 살 수 있었다고 늘 생각한다.

그런 한편 '만약 아버지께서 돌아가신다면 내 마음이 어떨까?'라는 생각에 이르게 된다. 어쩌면 내 자식을 잃는 슬픔만큼 큰 슬픔이 닥치지 않을까 하는 생각이 들면서 마음이 아려 온다.

다시 원점으로 돌아가서, 필자가 5년 전에 교수직을 사직했다는 말씀을 드렸던 그날을 기억한다.

"아버지, 어머니, 학교에 사표를 냈습니다."

"… ."

"전 학교로 다시 돌아가지 않을 것입니다. 삼성 이병철 전 회장님도 사람이었잖아요? 저도 사람입니다. 사람이 한 일인데 저라고 못할 게 뭐가 있겠습니까?"

당시에 내 말을 듣던 부모님은 하늘이 무너지는 기분이었을 것이다. 내 아들 교수라고, 내 아들 박사라고 동네 사람들에게 자랑을 하고 다니셨을 텐데, 그 아들이 교수를 안 한다고 하니 아들의 미래가 걱정되는 한편 부모님 개인적으로도 자랑거리가 없어지는 일이니 만감이 교차하는 기분이셨을 것이다.

이른 새벽에 출근해서 『1만 시간 태도의 법칙』이라는 책을 읽는 중간에 '누군가 해냈다면 나도 할 수 있다'라는 소제목을 보는 순간 '바로 이거야, 내 생각이 바로 이거였어.'라는 생각이 떠올랐고, 지난 5년 전 필자가 부모님께 드렸던 말이 기억났던 것이다.

그래, 결국 사람이 해낸 일이다. 낸들 못 해낼 게 뭐 있을까? 이 책에서 감동을 받은 또 다른 문구는 '뜻이 있는 곳에 길이 있다'는 문구였다. 어릴 때부터 늘 들어오던 일상적인 격언이었지만, 이 문구 역시 새벽에 내 가슴을 치는 명문이었다.

앞서 언급했지만, 나는 통일 이후에 사립대학을 만들겠다는 꿈을 갖고 있다. 100억이라는 돈이 필요하다. 결혼자금 2,200만 원으로 공무원 아파트에서 시작된 신혼살이가 15년이 지난 지금 남들보다는 조금 나은 경제적인 여건이기는 하지만, 100억은 양가의 재산을 통틀어도 모으기 힘든 돈이다. 내 생각은 다음과 같다. 일단 50억을 모으자. 나머지는 10억 투자자를 5명 모아 법인 이사로 등재를 시키는 조건으로 투자자를 모으면 100억을 모을 수 있다는 생각이다. 현재는 50억을 목표로 돈을 모으고 있다. 뜻이 있는 곳에 길이 있다고 했으니, 이 말이 사실이라면 일이 쉽게 풀릴 가능성이 있을 것 같다는 막연한 기분이 든다.

본인은 세상 밖으로 나와 사업을 하지만, 내 마음속에는 철칙이 있다. 그것은 바로 '집의 재산에는 손을 대지 않는다'는 것이다.

지금의 병원 역시 개인 대출로 진행을 했고, 부족한 부분은 이사님들의 차입을 통해 병원을 운영하고 있다. 내 인생은 걸수 있지만, 내가 실패하더라도, 그래서 내가 돌아갔을 때 나의 가족과 집은 그대로 있어야 한다는 것이 내가 사업을 하는 흔들리지 않는 원칙이다.

지금도 늘 아내에게 50억을 이야기하지만, 어쩌면 대학 설립시에 집의 재산에 손대지 않고도 내가 원하는 꿈이 이루어질 가능성 또한 배제하지 않고 있다. 나의 의지가 확고하다면 나의 미래 잠재력을 믿고 함께할 사람 혹은 정책이나 제도가 받쳐 줄 것이라는 생각이 든다.

친구들과 술을 마실 때면 농담 삼아 하는 소리가 있다.

"의령이 낳은 3대 인물이 누군지 아나?"

처음 이 말을 듣는 친구들은 대부분 무슨 소린가 싶어 한다.

"의령이 낳은 3대 인물 중 첫째는 삼성 창업자 고 이병철이고, 2대 인물은 전 씨름선수였던 이만기다. 그리고 3대 인물은 이문환이다."

3대 인물이 이문환이라는 소리에 박장대소 폭소가 터진다. 나 역시 함께 웃고 떠들지만, 1만 번 똑같은 말을 하면 현실이 된다고 했다. 나도 처음 이 말을 뱉을 때는 나 스스로 부끄러웠지만, 이제는 매우 자연스러워졌다. 더러 필자를 소개할 때 '의령의 3대 인물'이라고 농담으로 이야기하는 친구들도 있다. 꿈은 서서히 현실이 되고 있다.

💡 꿈을 이야기하는 용기

나는 이런 허풍이 부끄럽지 않다. 꿈을 이야기하는 것은 그만큼 용기가 필요한 일이고, 자신감이 없다면 함부로 입 밖으로 내뱉을 말이 아니다. 듣는 사람은 내게 용기를 주는 게 아니고, 실없는 놈이라면서 놀리거나 '네 주제에 무슨'이라는 비아냥만 되돌아온다.

또한 입 밖으로 내뱉는 말은 무언의 약속이기 때문에 그 약속을 지키지 못하면 신뢰하지 못할 놈으로 치부되어 나와의 관계를 끊으려 할 것이다. 그럼에도 나는 왜 그렇게 자신 있게 미래에 대해 자신 있게 내뱉어 버리는 것일까?

나 역시도 왜 그러는 것인지 모르겠지만, 맘속에는 일말의 자신감이 있기 때문에 내뱉는 말일 것이다. 그 전에 철저한 사전 조사를 해 보고, 먼저 간 사람들을 만나 보고 나도 할 수 있겠다는 확신이 들 때, 그제야 비로소 그 말을 입 밖으로 내뱉는다.

나는 내가 한다고 말해 놓고 실패한 적은 단 한 번도 없다. 그만큼 내가 입 밖으로 말을 내뱉었다면 뭔가 있으니까 혹은 나스스로 자신이 있으니깐 그리한 것이다.

💡 나라고 못할 게 뭐 있겠는가

며칠 전에 대한물리치료사협회 경남도회장이자 경상대학교 물리치료실 실장이신 오홍석회장님과, 전(前) 대한물리치료사협회 전남도회장이었으며 현재는 양기웅슬링센터를 운영하면서 의료기기와 슬링장비의 판매·설치 및 교육을 하고 있는 양기웅 사장님 그리고 필자의 대학원 석사 제자이면서 경남도회 통영시회장을 맡고 있고 현재는 통영에서 최윤락슬링운동센터를 운영하고 있는 최윤락 박사님과 만나서 운동을 하고 저녁 식사 겸 술을 마셨다.

우리 넷은 곧잘 만나서 같이 운동도 하고, 술도 마시면서 많은 대화를 하는 사이이며, 서로 존칭을 써 가면서 예우하는 좋은 관계이다. 그 자리에서 본인의 추진력을 보고는 진짜로 대학을 지을 것 같다는 소리를 들었다. 앞으로도 함께 인생을 살아가야 할 좋은 친구들이다.

그래, 결국은 사람이 하는 일이다. 나라고 못할 게 뭐 있겠는가.

Chapter 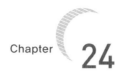 24

변하지 않으면
죽는다

•
•
○
•

창업을 하면 내원하는 환자 수가 변동을 일으킨다. 창업을 하면 수익과 직결되기 때문에 내원환자 수에 민감하게 반응하게 된다. 내원환자 수가 줄어들 때 뭔가 변화를 줘야 한다. 인간은 누구나 변하지 않으려고 하는 성향이 있지만, 변하지 않으면 결국 망한다는 사실을 기억해야 한다.

인간은 누구나 자신의 위치를 지키려고 하는 보수적인 성향이 있다. 좋게 말하면 안정을 구가하는 것이고, 다르게 말하면 모험이나 새로운 도전을 본능적으로 거부하는 반응을 보이는 것이다.

병원에 취직해서 일을 할 때는 수동적으로 움직여도 된다. 시간에 맞춰서 출근을 하고, 시간에 맞춰서 퇴근을 하고 그리고 근로자의 권리를 요구하면서 자신이 맡은 바 임무를 다하면 그것으로 족하다.

하지만, 분명히 기억해야 할 것은 오너가 봤을 때 이런 직원은 더도 아니고 덜도 아닌 딱 그 정도의 수준으로 판단한다는 것이다.

오너는 직원들이 자신의 분신처럼 혹은 자신의 마음을 알아서 일을 척척 해 주는 능동적이고 적극적인 직원을 원한다. 하지만 아쉽게도 이런 직원은 없다.

수동적인 직원이나 능동적인 직원이나 모두 오너의 레이더망에 잡히게 되어 있다. 병원에 위기가 왔을 때 오너는 어떤 직원을 선택할 것인가는 굳이 묻지 않아도 될 것이다.

대체가능성. 내가 다른 사람과 대체가능성이 얼마나 높은가 혹은 낮은가로 본인을 판단하면 된다. 내가 하는 일이 혹은 나의 행동이 다른 사람에 의해 쉽게 대체가 가능하다면 이미 나의 존재감은 없는 것이나 마찬가지다. 언제든지 토사구팽 당할 가능성을 갖고 출근을 해야 할지도 모른다.

직원들은 '나 아니면 안 된다'라는 생각을 갖고 있고, 인사권자는 '너 아니어도 된다'라는 사고를 갖고 있다.

앞서 언급했듯이, 직원들은 자신을 병원에 돈을 벌어다 주는 사람으로 생각하는 반면에 오너는 직원에게 직장을 주고 매달 월급을 주는 시혜를 베푸는 사람으로 생각한다. 이 둘 사이에 괴리가 발생한다면, 결국은 인사권자가 이길 수밖에 없다.

💡   오너가 겪게 되는 고민들

창업을 하게 되면 이제 갑을관계가 바뀌게 된다. 오너가 되면 조직을 바라보는 관점이 완전히 바뀌는 것이다.

출근은 제일 먼저 하는 반면에, 퇴근은 제일 늦게 한다. 누가 시키지도 않았는데 자연스럽게 그렇게 된다. 직원을 믿고 현장을 비울 수 있을 정도로 시스템이 가동되려면 어느 정도 조직력이 갖추어져야만 가능한 일이다.

또, 오너가 되면 결정(decision making)의 난관에 봉착하게 된다. 직원으로 근무할 때는 딱히 결정할 일이 없이 지내다가 창업을 하는 순간 처음부터 끝까지 창업자 본인이 결정을 해야 한다.

내 맘대로 할 수 있으니 좋을 것 같지만, 이거 생각처럼 만만치 않다. 한번 내린 결정을 번복하기도 어렵고, 적재적소에 적절한 타이밍에 결정을 내리기까지 수많은 고뇌의 시간을 보내게 된다. 타이밍이 빨라도 문제고 늦어도 문제다. 그리고 한번 내린 결정은 되돌리기가 매우 힘들다.

💡 현명한 결정만이 조직이 흔들리지 않는다

'결정장애'라는 말이 요즘 유행이다. 뭔가를 결정한다는 것은 그만큼 어려운 일이다. 짬뽕을 먹을지 자장면을 먹을지도 결정하기 어려운 것이 인간의 마음이다.

인간은 누구나 소극적이고 수동적이며 또한 결정을 하지 않으려고 하는 성향이 있다. 책임지기 싫다는 거다. 모든 결정은 직원이 아니라 오너가 하는 것이며, 결과에 대한 것은 모두 오너의 몫이다.

오너가 잘못된 결정을 하느냐 혹은 현명한 결정을 하느냐가 조직을 안정적으로 운영하는 묘미이다. 각자의 의견이 다양한 상황에서 어느 일방의 이야기만 추종하거나 반대로 어느 특정인의 의견을 무시한다면 그 조직 또한 삐걱댈 수밖에 없을 것이다. 오너만이 겪게 되는 고민이다.

현명한 결정만이 조직이 흔들리지 않는다. 따라서 오픈마인드를 갖고 임해야 한다.

💡 변해야 에너지가 흐른다

창업을 하면 내원하는 환자 수가 변동을 일으킨다. 병원에 있을 때는 내원환자 수에 민감하게 반응을 하지 않았지만, 창업을 하면 수익과 직결되기 때문에 내원환자 수에 민감하게 반응하게 된다. 당연하다. 내원환자 수가 줄어들 때 뭔가 변화를 줘야 한다.

내외부적인 혹은 본인의 마음가짐을 변화시켜 주는 지혜와 노력 혹은 의지가 필요하다. 인간은 누구나 변하지 않으려고 하는 성향이 있지만, 변하지 않으면 결국 망한다는 사실을 기억해야 한다.

모든 에너지에는 소실점이 있다. 아예 폐업을 해야 하는 경우도 있지만, 운영을 하는 중에도 항상 에너지의 소실점이 나타난다. 이때 변화를 줌으로써 에너지를 흐르게 할 수 있고, 새로운 도약의 계기를 마련하게 된다.

필사가 백번을 얘기한들 창업자가 아니면 이해하기 어려울지도 모른다. 변해야 한다. 그래야 에너지가 흐르게 된다.

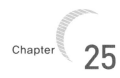

Chapter 25

포지션을 잡고
때를 기다려라

어느 지점이 지나면 환자가 다시 상승하게 된다. 그리고
1년을 주기로 보면 일정한 사이클이 있음을 알게 될 것이
다. 너무 조급해하지 않아도 된다. 어쩌면 사업은 시간과
의 싸움일지도 모른다. 포지션을 선점하고 때를 기다리는
것이다.

모든 문제는 내부에 있다

세상은 돌고 환자도 돈다. 환자가 없다고 너무 인상 쓰지 마라. 나 역시 처음에 개원했을 때는 인상 많이 썼다.
직원들은 내 눈치 본다고 정신이 없다. 숨 막히는 상황이 연출된다.
환자가 없으면 그 이유를 찾아봐라. 항상 문제는 내부에 있다. 가장 먼저 나의 치료 마인드에 문제가 있을 가능성이 높다. 내가 환자에게 그간 어떻게 치료에 임해 왔는지 스스로를 반성하고 다잡는 계기로 삼아야 한다.

개원 당시의 마음을 되새기며

'인생사 새옹지마'라고 했다. 사업이다. 오르막이 있고, 내리막이 있다. 내리막일 때 가만히 있으면 계속 내리막이다.
내부적인 문제를 찾고 다시 개원 당시의 마음을 되새겨 봐라. 분명히 해결점이 있을 것이다. 마케팅을 다시 하고, 인근 카페나 밴드에 글을 올리고, 사람을 만나러 나가라. 당신이 어떤 일을 하는 사람인지 알려야 한다.

앉아서 돈을 벌 수 있으면 그보다 더 쉬운 일이 어디 있을까? 가만히 앉아서 돈 벌 수 있다면 누군들 못하겠는가? 당신은 남들과 다르기 때문에 센터를 오픈한 것이지 않은가? 그 다름을 결과로 보여야 한다.

💡 사업, 시간과의 싸움

어느 지점이 지나면 환자가 다시 상승하게 된다. 그리고 한 달 매출을 따져 보면 엇비슷하게 돌아간다는 것을 알게 될 것이다. 그리고 1년을 주기로 보면 일정한 사이클이 있다는 것을 알게 될 것이다.

너무 조급해하지 않아도 된다. 어쩌면 사업은 시간과의 싸움일지도 모른다. 포지션을 선점하고 때를 기다리는 것이다.

『삼국지』나 『손자병법』 혹은 『초한지』 등을 보면 전투 장면이 많이 나온다. 싸움을 걸 때는 이기는 싸움만 걸어야 하고, 이길 수 있는 위치에 포지션을 잡고 전투 병력을 적재적소에 배치한 다음 적군이 아군의 영역으로 들어올 때까지 기다려야 한다. 그리하여 모든 준비가 완료되고, 적이 아군의 포위망에 걸려들었을 때 싸움을 건다. 그리고 싸움을 걸었으면 반드시 이겨야 한다.

창업 이후 이런저런 감정의 변화가 많이 온다. 두려워하지 마

라. 흔들리지 마라. 자신의 위치를 지켜라. 그리고 오는 고객에게 최선을 다해서 치료를 하라. 그 고객이 또 다른 고객을 불러들이게 된다.

에너지가 폭발하기까지 시간이 걸릴 뿐이다. 에너지가 폭발하는 순간 대박 친다. 그때 2호점, 3호점 혹은 더 나은 새로운 꿈을 향해 이동할 수 있다.

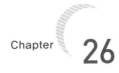

Chapter 26

단 한 명의 환자도
포기하지 마라

단 한 명의 고객도 돌려보내지 마라. 내가 아니면 치료할 수 있는 사람이 없다는 생각으로 치료에 임하라. 당신이 포기하는 환자가 늘어날수록 언젠가는 환자들이 당신을 포기하게 될지도 모른다.

'그곳에 가도 안 낫는다.'

본인이 가장 듣기 싫어하는 말이다. 물론 이 말을 직접 들어본 적은 없지만, 나 스스로 환자가 낫지 않아서 다른 사람들한테 '그곳에 가도 안 낫더라.'라는 말이 나오지 않도록 최선을 다해서 치료를 한다.

반드시 결과로 보여 주기 위해 노력한다. 때론 환자들을 설득하기도 하며, 치료에 집중한다. 골절이 되지 않은 이상 환자를 치료한다. 이때 치료 기간을 알려 주는데, 거의 첫 내원 시에 결정한 치료 기간이 들어맞는다.

☀ 내가 아니면 안 된다는 생각으로

단 한 명의 고객도 돌려보내지 마라. 내가 아니면 치료할 수 있는 사람이 없다는 생각으로 치료에 임하라. 내가 치료할 수 있는 환자는 다른 선생님도 치료할 수 있다. 따라서 다른 분이 치료하지 못하는 환자를 치료할 수 있어야 진정한 고수가 되는 것이다.

나의 치료가 치료라는 확신을 가져라. 확신이 들지 않으면 확신이 들 때까지 학습하고 연구하고 고민하라. 그리고 마음에 단 하나의 흔들림이 없는 상태로 만들어서 환자 치료에 임하라. 결과로서 나타날 것이다.

환자는 낫지 않으면 안 온다. 내게 계속 치료를 받으러 오는 것은 환자분의 몸이 나아지고 있기 때문이다. 치료 스케줄을 정확하게 잡고, 환자에게 인식시켜라. 그래야 환자 역시 예측이 가능할 것이다.

환자는 놀러 오는 사람들이 아니다. 아프기 때문에 낫기 위해서 치료를 받으러 오는 것이다. 귀한 시간을 빼고, 교통비를 들여서 그리고 나에게 비싼 치료비를 지불할 정도로 치료가 필요한 분들이다.

💡 이 또한 지나가리라

환자들이 다 내 맘 같지 않다. 별의별 환자들을 다 만나게 된다. 내 맘에 안 든다고 해서 환자와 언쟁을 벌이는 일은 결코 있어서 안 된다. 평생을 같이 사는 마누라 성격도 못 맞추는데, 환자들의 성격을 일일이 맞추기는 불가능하다. 그래서 심리상담가나 정신과의사들이 대단하다는 것이다.

환자의 마음을 헤아려라. 병원에서 근무할 때와는 다르다. 제성질 못 참으면 안 된다. '이 또한 지나가리라' 믿어라. 그 순산에는 부아가 치밀어 오르고 다 때려치우고 싶겠지만, 지나고 보면 아무것도 아니다.

단 한 명도 포기하지 마라. 당신이 포기하는 환자가 늘어날수록 언젠가는 환자들이 당신을 포기하게 될지도 모른다.

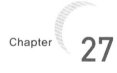

Chapter 27

인생은 80%다

환자가 많을 때는 열심히 자신의 역할을 다하고, 환자가 없을 때는 충분한 휴식을 취하는 것이 더 낫다. 직원들이 편히 쉴 수 있도록 컴퓨터를 설치해 주고, 쉬거나 책을 볼 수 있는 책상을 마련해 주는 것 역시 쉴 때 잘 쉬어야 환자가 왔을 때 최선의 치료 서비스를 제공할 수 있기 때문이다.

100%는 현실적으로 불가능하다

우리가 흔히 음식물을 가장 많이 먹는 동물을 지칭할 때 돼지를 쉽게 떠올린다. 그런 돼지를 해부해 보면 위장이 한 80% 정도만 차 있다고 한다.

우리의 삶도 마찬가지다. 100% 혹은 120% 꽉 채워지기를 바라지만, 그것은 전적으로 개인의 욕심일 뿐 절대 불가능하다. 창업 이후에 치료센터에 환자가 꽉 들어차서 북적거리길 바라지만, 실제로 일어날 가능성은 거의 제로에 가깝다. 또한 예약 환자가 항상 풀로 돌아갈 것 같지만, 그 또한 현실에서는 일어나지 않는다.

에너지는 100% 채워지지 않는다. 물이 100℃에서 끓는다고 알려져 있지만, 물이 99℃에서 100℃로 1℃ 상승하기 위해서는 99℃까지 끌어올린 에너지보다 몇 배의 에너지가 투입되어야 100℃가 된다고 한다.

이처럼 100% 꽉 채운다는 것은 현실적으로 불가능하다. 따라서 더 많은 에너지를 끌어오기를 원한다면 규모를 확장시키거나 인력을 충원해야 한다.

💡 역지사지의 마음으로

필자인 나 역시 직원들이 하루 9시간 근무하는 동안 풀로 환자가 돌아가는 것을 꿈꾸고는 한다. 하지만 아무리 생각해 봐도, 그리고 직접 운영을 해 보니 절대로 불가능한 일이란 것을 알았다.

컨베이어벨트 앞에서 조립을 하는 노동자가 아니라면 혹은 24시간 전기만 들어오면 알아서 작동하는 로봇이 아니라면, 직원들이 근무하는 시간 내내 여유 시간 없이 100% 일을 한다는 것은 현실적으로 불가능하다.

요즘 병원은 직원들이 앉아서 책을 보거나 휴식을 취할 자기만의 자리를 없애는 경향이 짙다. 이럴 경우 견딜 수 있는 직원은 그리 많지 않을 것이다.

병원장 입장에서는 직원들이 앉아 있는 모습이 눈에 거슬릴 것이다. 하지만 직원들은 내 맘대로 안 된다. 로봇으로 대체하지 않는 한 영원히 불가능할 것이다.

가족이라고 해도 내 맘대로 안 되는데, 하물며 피 한 방울 섞이지 않은 생판 모르는 직원이 어찌 내 맘 같을 수가 있겠는가? 어쩌면 오너와 직원의 관계는 서로가 필요에 의해 만남을 유지하고 있을 뿐이지, 그 연결고리는 매우 약할 수밖에 없다. 그래서 서로가 서로에게 잘해야 하며, 역지사지의 마음으로 서로를 이해하는 자세가 필요하다.

쉴 땐 쉬고 일할 땐 일해야

직원들의 마음을 모두 받아 주면 조직은 너무 느슨해지고 와해되거나 혹은 산으로 갈 것이고, 직원들의 의견을 너무 무시하면 직원들이 이탈하거나 내부 분위기가 경직되어 결과적으로는 좋지 않은 결과를 낳게 될 것이다. 이 둘 사이의 적절한 균형을 유지하는 것이 그 무엇보다 중요하다.

직원들은 오너가 자신들의 마음을 이해하고 헤아려 주기를 바라는 반면에 오너는 직원들이 오너의 마음을 이해해 주고, 요구는 적게 하고, 일은 더 열심히 하고, 급여 인상에 대한 요청은 하지 않기를 바란다.

수익이 많이 생기면 그때 한턱 쏘듯이 보너스를 주고 싶겠지만, 인간의 마음이 어디 그런가? 돈이 남으면 더 많이 가지려고 하는 것이 인간의 본심이기 때문에 근로기준법과 근로계약서에 명시된 문서화된 근거에 따라 집행하는 것이 가장 깔끔하다.

환자가 많을 때는 열심히 자신의 역할을 다하고, 대신에 환자가 없을 때는 충분한 휴식을 취하게 하는 것이 더 낫다. 직원들이 편히 쉴 수 있도록 컴퓨터를 설치해 주고, 쉬거나 책을 볼 수 있는 책상을 마련해 주는 것 역시 쉴 때 잘 쉬어야 환자가 왔을 때 최선의 치료 서비스를 제공할 수 있기 때문이다.

내 생각은 이렇지만, 나와 함께 근무하는 직원들에게는 여전히 채워지지 않는 불만들이 있을 것이다. 결국 그들도 80%가 아니라 100%를 요구하는 인간이기에 어쩔 수 없이 생기는 직원과 오너의 불협화음이리라.

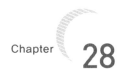

Chapter **28**

근무시간을
철저히 지켜라

환자들은 애초에 했던 약속을 기억하고 있다. 분명히 근무시간인데 문이 잠겨 있는 모습을 본다면, 어려운 시간 내서 왔다가 헛걸음을 하게 되니 짜증이 나지 않을 수 없을 것이다. 당신과 고객과의 신뢰도는 이것으로 끝이다.

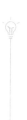

스스로 자신의 행동을 통제하라

더러 센터를 운영하시는 분들 중에 환자가 없다고 해서 문을 닫고 나가 버리는 경우가 있다. 이거 곤란하다.

환자는 예측 가능해야 한다. 즉, 근무시간을 공지하고, 별다른 약속이 없는 한 그 시간을 지켜야 한다. 환자들의 시간이 우선인지, 센터장의 개인 시간이 우선인지를 생각해 보면 된다.

병원에서 근무할 때는 원장님도 계시고, 다른 직원들도 있으니 지각을 하거나 혹은 근무시간 중간에 병원을 벗어나서 개인 시간을 갖는다는 게 거의 불가능하다. 다른 사람들에 의해 나의 행동이 통제된다는 의미다.

센터 창업을 하면 나의 행동을 통제할 제3자가 없다. 따라서 스스로 자신의 행동을 통제해야 하며, 환자 혹은 고객과 한 무언의 약속일지언정 근무시간은 반드시 지켜야 한다.

환자가 오지 않더라도 혹은 예약환자가 없더라도 자리를 지켜라. 적어도 창업자가, 예약을 해야만 치료를 받을 수 있는 고수가 아니라면….

환자들은 무의식적으로 업무시간을 기억하고, 자신이 시간이 될 때 우연히 방문하게 될지도 모른다. 이때 만약 문이 잠겨 있으면 그 환자는 집으로 돌아가게 될 것이고, 두 번 다시는 방문하지 않을지도 모른다.

창업 초기에는 의지력이 좋아서 밤늦게까지 하기도 하고, 공휴일이나 일요일도 상관없이 환자를 치료하지만, 철인이 아닌 이상 얼마 못 가서 체력이 바닥난다.

환자들은 애초에 했던 약속을 기억하고 있다. 분명히 근무시간인데 문이 잠겨 있는 모습을 본다면, 어려운 시간 내서 왔다가 헛걸음을 하게 되니 짜증이 나지 않을 수 없을 것이다. 당신과 고객과의 신뢰도는 이것으로 끝이다.

첫 마음을 끝까지는 아니더라도 최대한 오래 유지하는 것이 필요하다. 이 마음을 유지하는 비결은 애초에 무리하지 않는 것이다.

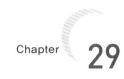

Chapter **29**

죽기 전에 한 번은
자기의 일을 해 봐야 한다

그래, 죽기 전에 단 한 번이라도 내가 원하는 일은 해 봐야
하지 않겠는가. 지레 겁부터 집어먹고 아무것도 하지 않으
면 나중에 죽기 전에 후회해 본들 무슨 소용이 있을까?

죽기 전에 가장 후회하는 것

인간이 죽기 전에 가장 후회하는 것 중에 하나가 하고 싶은 일을 해 보지 못한 것이라고 한다. 쉽지 않은 길이지만, 그럼에도 불구하고 나의 일을 해 본 사람과 그렇지 않은 사람 간에는 뭔가 확연한 차이가 있다.

그래, 죽기 전에 단 한 번이라도 내가 원하는 일은 해 봐야 하지 않겠는가 말이다. 지레 겁부터 집어먹고 아무것도 하지 않으면 나중에 죽기 전에 후회해 본들 무슨 소용이 있을까?

현실을 타개해 나가는 친구의 모습에서

얼마 전 사천에 다녀온 적이 있다. 고향 친구인 박정철 사장이 사천에서 삼성에니카 정비소를 확장 개원하면서 2호점 오픈 행사를 한다고 해서 화환도 보내고, 축의금도 챙겨서 퇴근 후 사천으로 향했다.

정비소에 들어서는 순간, 먼저 규모 면에서 놀랐다. 그리고 마당을 삥 둘러 세워져 있는 수십 개의 화환과 사무실 앞으로 늘어서 있는 수십 개의 화분들을 보고 깜짝 놀라기도 했고 그 포부에 새삼 감동을 했다.

"의령 촌놈이 출세했다야~!"

내가 대학 생활을 할 때부터 이 친구는 정비소에서 근무를 했고, 어린 나이에 이미 정비소를 개업해서 십수 년을 일해 오고 있다.

시골에서 자란 탓에 부모님의 도움을 전혀 받지 않고 성공한 친구의 모습에 부럽다는 생각보다는 대단하다는 생각이 먼저 들었다. 시기나 질투심은 전혀 들지 않았다. 오히려 그 친구의 모습을 보면서 나를 스스로 다잡는 계기가 되었다.

병원 일을 하는 나와는 전혀 다른 업종을 하는 친구이지만, 경영을 하는 사람으로서 느껴지는 동질감이 들었다. 회사를 운영하면서 수많은 난관을 극복해 온 내공이 느껴지기도 하면서 존경심과 더불어 고향 친구라는 자부심도 들었다.

이처럼 현실에 대해 푸념하는 친구보다는 현실을 타개해 나가는 친구들을 볼 때 비록 분야가 다르고, 생각이 다르고, 학벌이 다르고, 경제적인 수준이 다르지만, 마음속에서 존경심이 우러나온다.

친구야~ 꼭 성공하거라! 사랑한다.

💡 그럼에도 불구하고, 꿈을 응원한다

내 아들 이야기를 좀 하고자 한다. 필자의 아들은 초등학교 5학년이다. 축구를 너무 좋아해서 현재는 엘리트반에서 선수로 활동 중이다.

6학년이 된다. 이미 중학교를 어디로 가야 할지에 대한 고민이 시작되었다. 진주는 마땅한 학교가 없으니 외지나 유학을 보내는 것도 선택지 중에 하나다.

필자의 아들이 축구선수라고 하면(물론, 아직 등록된 선수는 아니지만, 아들 스스로 축구선수라고 하니 아빠인 나도 그렇게 부른다) 주위 분들은 의아해하는 반응을 보이기도 하고, 쌍수를 들고 말리기도 한다. 대부분은 운동선수의 장래가 불확실하니 공부를 시키는 것이 더 낫다는 것이다. 혹여, 운동을 중간에 그만두게 되면 다시 공부를 할 수 없다는 이유도 있다.

그럼에도 불구하고 필자는 내 아들을 응원한다. 내 아들의 꿈은 손흥민처럼 유명한 축구선수가 되는 것이란다. 자기가 가장 좋아하는 호날두와 페이스북 친구를 맺는 모습을 보고 어쩌면 이 아이의 꿈이 현실이 될지도 모르겠다는 생각을 했다.

💡 자신의 삶을 주도적으로 살아간다는 것

사실, 생각해 보면 필자를 비롯한 대부분의 사람들은 성장하면서 학창 시절에 어떤 꿈을 갖고 그 꿈을 실현하기 위해 단

한 번이라도 노력해 본 적이 있는가?

그러한 점에서 필자의 아들은 적어도 자신의 꿈이 있고, 그 꿈을 이루기 위해 최선의 노력을 다하고 있다는 것. 그것만으로도 이미 다른 친구들과는 다른 길을 가고 있는 것이라고 생각한다. 설령, 주위분들의 충고대로 중간에 멈추더라도 그것으로 좌절 혹은 실패가 아니라, 적어도 자신의 꿈을 위해 최선을 다해 봤기 때문에 또 다른 삶에 있어서도 자신의 삶을 주도적으로 살 수 있는 힘이 있을 것이라는 확신이다.

공부를 잘하고, 좋은 대학을 나오고, 좋은 직장을 가지면 그 아이가 행복할 것이라는 확신은 대체 어디서 나온 것인가!

자그마한 동네인 진주를 보더라도 수많은 빌딩과 외제차들이 굴러다니는데, 그 사람들 태반은 공고나 상고 나와서 자기 사업을 한 사람들이지, 공부 잘해서 서울대 나온 사람들은 아니지 않은가 말이다. 공부 잘한 친구는 서울대 나와서 엘지나 삼성전자에 들어가서 언제 잘릴지 걱정하면서 살고 있고, 반대로 공고나 상고 나온 친구들은 자기 사업을 하면서 사장이 되어 있는 현실이다.

자신의 꿈을 갖는다는 것. 그리고 자신의 삶을 주도적으로 살아간다는 것. 대단한 용기가 필요하며, 누구나 가는 길은 아니기에 박수를 칠 일이지, 쌍수 들고 말릴 일은 아니란 것이 필자의 생각이다.

내 딸아이의 꿈은 아이돌이다. 자그마한 체구의 꼬마 아가씨가 항상 춤 연습을 하고, 아이돌의 일거수일투족을 따라 하는 모습을 보면 대견스럽기만 하다. 내 두 아이의 꿈이 꼭 이뤄지길 바라며, 필자는 부모 된 도리를 다할 뿐이다.

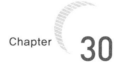

Chapter 30

강의가 아니라
치료를 하라

환자들은 강의 들으러 온 것이 아니다. 물론 치료 전 혹은
치료 중간에 상담을 위한 설명은 당연히 해야 하지만, 치
료를 해야 할 시간에 환자를 부여잡고 어려운 의학용어로
장황하게 설명을 해 본들 환자는 빨리 치료받고 집이나
직장으로 돌아가고 싶은 마음뿐일 것이다.

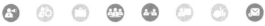

꿩 잡는 게 매

환자에게 설명을 하는 것과 환자에게 강의를 하는 것. 둘은
비슷하면서도 완전히 다르다.

환자는 자신의 증상에 대한 의학적인 설명과 이후 경과 등에
대해 궁금해한다. 짧고 명료하게 환자가 이해하는 수준에서
설명해 줘야 한다. 치료사의 수준에서 환자에게 설명해 본들
의료 지식이 없는 환자들은 무슨 말인지 이해하지 못한다.

'꿩 잡는 게 매'라는 말이 있다. 사냥을 하기 위해 길들인 매가
꿩을 잡지 못한다면 매라고 할 수 없다. 꿩을 잡아야 매라고
할 수 있다는 뜻으로, 목적을 이루는 것이 중요함을 비유적으
로 이르는 말이다. 환자들은 자신의 아픈 몸을 치료해 주기를
원하며, 그것이 목적이다.

환자들은 강의를 듣기 위해 당신을 찾아온 것이 아니다. 물론
치료 전 혹은 치료 중간에 치료 경과에 대한 설명은 당연히 해
야 하지만, 치료를 해야 할 시간에 환자를 부여잡고 어려운
의학용어로 장황하게 설명을 해 본들 환자는 빨리 치료받고

집이나 직장으로 돌아가고 싶은 마음뿐일 것이다.

💡 인간은 자기가 듣고 싶은 말만 듣는다

'아는 만큼 보인다'는 말이 있다. 이 말은 환자에게 어려운 해부학 용어를 사용해서 설명하더라도 환자가 갖고 있는 지식수준 내에서만 이해할 수 있다는 것과 일맥상통한다.

또 '인간은 자기가 듣고 싶은 말만 듣는다'는 말이 있는데, 이 말은 자신의 지식수준 내에서 해석하고 이해하려는 경향이 있음을 의미한다. 오역될 가능성이 다분하다.

본인 또한 전국의 물리치료사들을 대상으로 강의를 하고 있지만, 내 강의를 듣는 모든 사람들이 내 강의를 이해하고 내 의견에 동의할 것이라는 생각을 하지 않는다.

나의 강의가 본인의 생각과 일치하는 사람은 감동을 받을 것이며, 그렇지 않다면 나의 강의는 별 시답잖은 강의가 될 것이다. 역시 자신의 의학지식과 임상경험의 수준에서 바라보고 이해하고, 심지어는 곡해를 하기도 하는 것이다.

본인은 또한 함께 근무하는 선생님들에게도 나의 치료 방식을 고집하지 않는다. 세상에 나와 있는 거의 대부분의 치료테크닉을 직간접적으로 배웠거나 혹은 알고 있지만, 신체 조건이 작고 체력이 부실한 나의 몸에 맞게 나 스스로 체득하여 깨우쳐서 만든 치료기법임에도 불구하고, 함께 근무하는 선생님들조차도 나의 치료기법을 배우려고 하지 않는다. 나 역시 강요하지 않는다.

💡 환자를 치료하기 전에 확인할 사항들

필자는 환자가 오면 환자가 이야기하는 주요 증상을 듣고 기록한다. 이것을 '주관적인 정보(subjective information)'라고 한다. 환자가 이야기하는 주관적인 정보를 바탕으로 진단명에 맞는 주요 증상을 환자에게 되물어보고 나타나는 증상을 차트에 기록한다. 이것을 '객관적인 정보(objective information)'라고 한다. 이 두 가지 정보를 바탕으로 진단명을 기록한다. 그다음 진단명에 따르는 증상 중에서 환자가 이야기하지 않은 증상을 되묻거나 혹은 테스트 과정을 통해 확진을 한다. 그 이유는 치료 과정에서 환자가 이야기한 불편한 증상과 본인이 질문을 통해 확인한 증상을 제거해 나가야 하기 때문이다.

이를 토대로 현재 병이 생긴 이유를 설명하고, 진단명을 알려주고, 치료 방법 및 전개될 과정에 대해 예측 가능한 부분을 설명한 다음 치료 기간을 알려 준다. 그리고 바로 치료에 들어간다.

💡 가정교육은 치료에 도움이 되지 않는다

그런데 환자의 증상을 듣고 바로 진단명을 기록할 수 있는 것은 누구에게나 쉽게 되는 것은 아닌 것 같다.

현재 대한민국의 물리치료사들은 환자의 증상을 듣고 진단명을 기록하는 것이 아니라, 환자를 평가한 결과를 기록하고 있다. 즉, 엑스레이를 본다든지, 환자의 정적인 혹은 동적인 모습을 보고 어깨의 높낮이나 골반의 비틀림이나 다리 길이의 차이 등을 차트에 기록하는 것을 볼 수 있다.

그리고 환자에게 일상생활에서 취해야 할 바른 자세나 컴퓨터를 보는 자세 혹은 스마트폰을 보는 자세나 잠자리 자세와 일어나고 앉을 때의 자세 그리고 좋은 자세와 나쁜 자세, 해야 될 운동과 하지 말아야 할 운동 등에 대해 세세히 가르쳐 준다.

이러한 가정교육(home program)은 환자 치료에 별반 도움이 되지 않는다. 환자는 자기가 편한 대로 살아갈 뿐이다. 치료는 치료사가 하는 것이다. 환자에게 책임을 전가하지 마라.

강의가 아니라, 치료를 하라. 평가는 내가 하는 것이 아니라, 환자 스스로 한다. 치료 효과가 없으면 두 번 다시 오지 않는다.

Chapter 31

미국 물리치료사들의
모습

실제로 창업을 한 선생님들을 보면 저녁 9시까지 근무하기도 하고 주말에도 늦게까지 예약환자를 치료하는 경우를 허다하게 본다. '돈과 청춘' 혹은 '돈과 나의 인생'을 바꾸게 될지도 모를 일이다.

   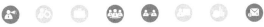

밤 9시까지 스케줄이 잡혀 있는 미국 물리치료사들이 개원한 물리치료실의 예약테이블을 인터넷을 통해 본적이 있다. 직원 복지 및 근로 환경이 세계 최강이라고 하는 인류 복지 국가 미국의 물리치료사들이 하루 8시간 주 40시간의 근로시간 준수를 파괴하고 아침 8시부터 저녁 9시까지 치료를 하는 모습은 나에게 신선한 충격이었다.

어라? 미국에서 근로시간을 준수하지 않네? 이건 어떻게 해석해야 하지?

야간근무는 무리

본인 또한 토요일과 공휴일엔 오후 3시까지 근무한 적이 있었다. 근데 내가 힘들어서 1시로 줄였다.

직원들도 토요일 오후에 가족들과 여행을 떠나거나 휴식을 취해야 하는데, 오후 3시에 마치게 되면 토요일 저녁에나 휴가를 즐길 수 있기 때문에 1시 퇴근과 3시 퇴근은 심리적으로 매우 큰 차이가 있다는 판단하에 직원들의 권유가 없었음에도 불구하고 오후 1시로 바꿔 버렸다.

또한 양방을 개원한 이후 3개월 정도는 저녁 9시까지 근무를 했는데, 개설자인 내가 도저히 버틸 수 없는 상황이었다. 직원들도 지치는 표정이 역력했다. 매일 저녁 9시에 근무를 마치니 일상이 안 된다는 하소연도 있었다.

환자들은 퇴근 이후에 올 수 있어서 편했을지 모르지만, 아무리 병원이 공공의 목적이 있는 곳이라고는 하나 직원들과 나의 불편을 감수하면서까지 야간근무를 하는 것은 무리였다.

돈과 청춘을 바꾼 삶, 과연 행복할까?

어쩌면 병원에서 근무할 때와는 달리, 개원을 하면 미국의 물리치료사의 모습이 바로 당신의 모습이 될 가능성이 높다.

실제로 창업을 한 선생님들을 보면 저녁 9시까지 근무하기도 하고 주말에도 늦게까지 예약환자를 치료하는 경우를 허다하게 본다. '돈과 청춘' 혹은 '돈과 나의 인생'을 바꾸게 될지도 모를 일이다.

각자가 판단할 일이지만, 개원을 한 이유가 무엇인지에 대한 자기 고민이 선행되어야 할 것이며, 돈을 버는 이유가 뭔지에 대한 신념이 있어야만 돈에 휘둘리는 삶을 살지 않게 될 것이다. 돈과 청춘을 바꿔 버린 그 삶이 행복하지만은 않을지도 모를 일이다.

대기업 임원과 중소기업 최고경영자 72명을 대상으로 라이프 스타일을 조사한 결과가 있다. 그 결과 이들의 평균 기상 시간은 새벽 5시 30분에서 6시이며, 출근 시간은 7시 30분 이전이라는 응답자는 총 72명 중에서 53명이었다.

1일 8시간, 주 50시간, 5일 근무라는 근로기준법을 지키길 바라는 당신의 현재 모습이 창업을 했을 때에도 똑같을 수는 없을 것이며, 똑같아서는 안 된다.

창업한 미국 물리치료사들의 모습을 통해 대한민국에서 급여 생활자로 살아가고 있는 당신의 모습을 상기해 볼 일이다.

Chapter 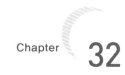 32

아프게 하지 마라,
그리고 모르면 하지 마라

너무 소극적인 치료는 효과가 없어서 환자가 오지 않을 것

이며, 반대로 너무 공격적인 치료는 우선 환자가 치료받는

것을 고통스러워하고, 특히 의료사고가 생길 가능성이 높

다. 따라서 이 둘 사이에서의 적절한 안배가 필요하다.

의료사고에 주의하라. 자신을 보호할 줄 알아야 한다. 사고가 나더라도 자신의 과실이 결정 나기까지 모든 것을 인정하지 마라. 끝나기 전까지 끝난 것이 아니다. 센터 창업 시에 가장 우려되는 부분이 바로 의료사고일 것이다.

병원에서 근무할 때는 의료과실에 대한 보험이 들어 있기 때문에 의료사고가 생기더라도 민간보험으로 처리할 수 있다. 그리고 의사의 진단과 처방에 의해 이루어진 행위이기 때문에 법적인 보호를 받을 수 있지만, 센터에서 발생한 의료사고는 민·형사적인 보호를 받을 수 없다. 의료과실에 대한 민사 부분은 직접 당사자와 만나서 해결을 해야 하는 한편, 불법의료행위로 인한 형사처벌을 받게 될 가능성도 있다.

치료를 받은 고객이 치료를 받고 난 후 더 아파졌다거나 하는 등의 불편을 호소하면 가슴이 철렁 내려앉을 것이다. 이러한 고객을 만나게 되면 우선 마음을 진정시키고, 그간의 치료 과성에 대해 한번 복기해 보기를 바란다. 과연 나의 행위에 의한 사고인지 아니면 또 다른 원인인지. 의료사고가 아닌 경우도 허다하다.

💡 방어치료 OK, 소극적인 치료 NO!

물리치료사들 역시 병원에서 근무하면서 방어적인 치료를 하라고 서로에게 조언을 해 주는 말이다.

"방어치료!"

그렇지만 치료를 끝냈을 때 환자가 만족할 정도는 되어야 한다. 너무 소극적인 치료는 효과가 없어서 환자가 오지 않을 것이며, 반대로 너무 공격적인 치료는 우선 환자가 치료받는 것을 고통스러워하고, 특히 의료사고가 생길 가능성이 높다. 따라서 이 둘 사이에서의 적절한 안배가 필요하다. 프로와 아마추어의 차이다. 이것을 제대로 조절하지 못한다면 환자는 오지 않을 것이며, 심각한 재정난에 봉착할 것이다.

물리치료사들에게 유명한 격언이 있다.

"아프게 하지 마라. 그리고 모르면 하지 마라."

💡 단 한 번의 치료로 잘 마무리된 사례

글을 마무리하면서 필자가 가장 최근에 경험한 의료사고 사례를 언급하는 것으로 이 책을 읽는 독자분들에게 도움을 드리고자 한다.

운동치료실장이 60대의 연로한 여성 환자를 치료하는 과정 중에 환자가 가슴 앞쪽이 아프다고 호소를 해서 당일 원장님께 재진료 상담을 받게 했고, 엑스레이 촬영을 했다. 그 결과 흉골의 골절이라고 판정을 내렸다.

실장으로부터 보고를 받는 순간 나는 내 귀를 의심했다.

"늑골이 아니라 흉골이라고?"

원장님을 찾아뵈었다.

"원장님, ○○○ 환자분이 흉골이 골절되었다고 하던데 사실인가요?"

원장님이 엑스레이를 열어서 설명을 해 주셨다. 비록 내가 방사선전문가는 아니지만, 엑스레이 상에 보이는 골절선을 보고도 난 믿을 수가 없었다. 도저히 불가능한 일이었다. 설령, 흉골이 골절되었다고 하더라도 골절선이 횡상골절(transverse fracture)이어야 하는데, 엑스레이 상으로는 종상(longitudinal)으로 난 골절선이 확인되는 것이었다. 그 순간 '어? 이건 뭐지?' 라는 생각이 들었고, 원장님께 재차 물었다.

"흉골의 종상골절이 맞습니까?

"네."

외력에 의한 골절선은 횡상으로 나타나며, 비틀리는 힘에 의해서는 주로 나선상 혹은 사선골절이 발생하는 것은 상식이다. 실장님한테 다음 날 환자가 오면 내게 보내 달라고 했다. 내가 직접 환자를 보고 치료를 해 보겠노라고.

마침 그다음 날 환자가 내원했고, 가슴이 더 아프다고 하면서 큰 병원에 가서 CT 촬영을 해 보고 싶다고 하셨다. 그러고는 오후에 'Not found'라는 진단결과지와 함께 CT 필름을 담은 CD를 들고 다시 내원했다.

필자가 치료하는 도수치료실로 이동을 했다. 침대에 눕혀서 몸을 만지는 순간 온몸이 돌덩어리처럼 굳어 있는 것이 느껴졌다. 엎드린 상태에서 등을 누르면서 근육을 풀어 나가는데, 가슴 앞쪽이 아프다고 호소하였다.

그래서 옆으로 눕혀서 등과 허리 그리고 어깨근육을 푼 다음 바로 눕혀서 대흉근의 흉골두와 흉골근을 풀어 나갔다. 환자가 불안해했지만 천천히 치료해 나갔다. 시간이 지날수록 환자도 편안해지기 시작했고, 호흡을 해도 통증이 생기지 않았다. 단 한 번의 치료를 끝으로 모든 것은 마무리되었고, 아무런 문제없이 넘어가게 되었다.

필자의 판단으로는 엎드려서 치료를 받는 과정에서 환자가 가슴에 힘을 주면서 발생한 흉골근과 대흉근의 흉골부착부가 뜨끔하면서 생긴 근육통이었다.

본인 또한 이런 류의 사건들을 수차례 겪었고, 모두 잘 해결이 되었지만, 의료사고가 생기면 책임자로서 걱정이 앞선다. 하지만 환자들의 말만 믿고 덜컥 합의를 하거나, 나의 혹은 직원의 과실을 인정하지 않는다. 생떼를 쓰는 것이 아니라, 명확한 의료과실일 경우에는 인정을 하고 후속조치를 하는 것이 마땅하지만, 서로 간의 오해나 혹은 환자의 막연한 불안감에 의한 과실 아닌 과실일 경우 그 진위를 먼저 파악해야 하는 것이 순서이기 때문이다.

도수치료사들이 겪을 수 있는 의료사고라는 것이 가장 심할 경우는 사망으로 이어질 수도 있지만, 대개는 소소한 근육통이 거의 대부분이라고 해도 과언이 아니다. 약간의 과자극에 의한 근육의 경직 혹은 미세출혈 정도에 의해 통증이 조금 더 증가되거나 혹은 증상이 조금 더 악화되는 정도일 뿐 골절과 같은 심각한 일은 거의 생기지 않으며, 더욱이 사망사고는 거의 제로에 가깝다.

그러니 당황하지 말고 의료과실에 대한 진위파악을 먼저하고 난 후에 보상과 합의가 이루어져야 한다. 보상을 해 주면 내 과실을 인정하는 꼴이 된다.

만약 단 한 건의 의료사고라도 생기면 어쩌면 도수치료사로서의 생명은 그것으로 끝일지도 모른다. 의료사고에 대한 트

리우미는 쉽게 극복되지 않는다. 두 번 다시는 환자를 지료할
수 없을지도 모른다.

쫄지 마라. 당신의 과실이 판정나기 전까지는 끝난 것이 아
니다.

Chapter 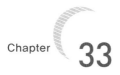 33

끊임없이
학습하라

새로운 테크닉을 배우러 가는 것도 좋지만, 치료가 잘 안 될 때는 곰곰이 사색을 하면서 해당 환자에 대해 집중하는 시간을 가져 봐라. 분명히 해결점을 찾을 수 있을 것이다. 그래도 답이 안 나오면 책을 봐야 한다. 모든 답은 책에 있다.

치료가 안 될 때 해결법

치료를 하다 보면 어떤 때는 치료가 잘되지만, 또 어떤 때는 아무런 이유도 없이 치료가 잘 안 되는 경우가 있다. 몸의 컨디션에 따라 달라질 수도 있고, 환자의 상태가 이전에 치료했던 환자와 다른 경우도 있을 것이다.

이렇게 치료가 잘 안 되면 고민이 시작된다. 이때 대부분의 치료사들은 새로운 기법을 찾아서 탐색을 시작하게 된다.

새로운 테크닉을 배우러 가는 것도 좋지만, 치료가 잘 안 될 때는 곰곰이 사색을 하면서 해당 환자에 대해 집중하는 시간을 가져 봐라. 분명히 해결점을 찾을 수 있을 것이다. 그래도 답이 안 나오면 책을 봐야 한다. 모든 답은 책에 있다.

원점으로 되돌아가라

환자를 치료함에 있어서 테크닉적인 부분이 약해서 환자가 안 나을 수도 있지만, 의외로 이론적인 부분이 약해서 치료가 안 되는 경우도 허다하다.

임상가들은 이론서적을 볼 시간적인 여유가 없기도 하지만, 이론서적을 보는 것을 어려워한다. 그 이유는 내용이 어렵고, 지금 당장 치료하는 데 크게 도움이 되지 않고, 내용이 방대하다는 여러 이유에서 지금 당장 배워서 환자에게 적용할 수 있는 테크닉 강좌나 서적이 쉽게 손에 잡히기 마련이다.

하지만 어쩌면 치료는 엇비슷할지도 모른다. 다만 방법의 차이가 있을 뿐. 그렇다면 원점으로 되돌아가야 한다. 통증의 발생원리와 제어기전, 근육의 손상기전이나 작동원리, 신경계의 구조, 기능해부학과 임상운동학적인 측면에 대한 학습을 통해 유레카를 발견하게 될지도 모른다.

내가 모르는 것은 다른 선생님들도 모를 가능성이 높다. 물어봐도 별다른 혜안을 얻지 못하는 경우가 많다. 그럴 거면 책을 찾아보는 것이 오히려 현명할지도 모른다.

💡 모든 답은 책에 있다

필자는 의료서적은 거의 보지 않는다. 앞서 언급했듯이 5년 전에 이미 대한민국에 출판되어 있는 웬만한 치료서적이나 임상에 관한 책은 독파했다.

또한 학자로서의 이론적인 지식과 치료사로서의 임상경험을 통해 터득한 치료원리를 "근사슬 이완술"이라는 치료기법으로 완성했기 때문에 이제 더 이상은 치료를 하면서 흔들리는 법이 없다. 대신에 1년간 수십 권의 책을 읽는다.

임상강좌에서, 직원들에게, 주위 친구들에게 더러 던지는 질문이다.

"나와 선생님의 가장 큰 차이가 뭔지 아세요?"

바로 독서량이다. 독서를 하지 않으면 상상력을 키울 수 없기 때문에 사고의 폭이 넓어지지 않는다. 모든 답은 책에 있다고 했듯이 실제로 그렇다.

하루 종일 환자 치료에 행정 업무와 조합 업무 그리고 직원 관리까지, 가히 엄청난 스트레스에 노출되어 있지만, 환자를 치료하고 남는 시간을 허투루 보내는 법이 없다. 항상 책을 본다.

내 책상에는 컴퓨터만 있고, 더러 행정 업무를 보다 만 잡다한 종이들이나 메모들이 널브러져 있을 뿐 컴퓨터 앞에서는 절대 책을 보지 않는다. 내가 책을 보는 곳은 따로 마련된 치료실이다. 치료실 옆에 책상이 있어서 항상 책이 십여 권 쌓여 있다. 읽고 또 읽어도 계속 책을 사기 때문에 또 그만큼 책이 쌓여 있다.

💡 당신이 읽은 책의 양은 얼굴에 그대로 나타난다

센터 창업을 하고 나면 하루 종일 바쁠 것 같지만, 실제로는 그렇지 않다. 하루에도 충분히 휴식을 취할 수 있는 시간이 생긴다.

틈만 나면 책을 들어라. 독서를 하면 상상력과 사고력이 한층 풍부해지는 장점이 있다. 저자가 일생 동안 경험한 지식을 책 한 권으로 이해할 수 있다는 점에서 이 보다 값싼 교육이 어디 있을까.

책을 읽다 보면 치료에 대한 단서를 찾을 수 있을 것이다. 당신이 읽은 책의 양은 그대로 얼굴에 나타난다. 책을 읽는 자와 읽지 않는 자는 얼굴과 외양에서 드러나게 마련이다.

책을 많이 읽은 자에게서는 전문가의 포스가 느껴진다. '나이 마흔이 넘으면 자신의 얼굴에 책임을 져야 한다.'는 말이 있다. 내가 어떻게 살아왔는지는 얼굴에 고스란히 남게 마련이다.

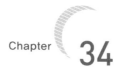

Chapter 34

에너지가
흐르게 하라

리뉴얼은 에너지가 정체되지 않고 흐르게 하는 장점이 있
다. 내부의 위치를 변화시키지 않으면 에너지가 정체되어
있는 느낌이 드는 반면에 내부 구조에 변화를 주면 에너
지가 흐르는 느낌이 들고, 생기가 돌고, 치료사도 마음가
짐이 새로워지는 계기가 된다.

창업 이후에 환자 수가 줄거나 혹은 에너지가 정체되어 있다는 생각이 드는 때가 있다. 정확하게 표현할 수는 없지만, 감이라는 것이 있다. 본인의 컨디션 때문일 수도 있고, 날씨나 계절적인 요인일 수도 있다.

치료사에게는 자신의 몸이 곧 자원이고 재산이다. 음식점의 식재료가 신선하지 않아서 원래의 맛이 나오지 않으면 신선한 재료로 바꾸면 되지만, 센터 창업자는 내 몸이 곧 재료다. 재료가 신선하지 않으면 고객들이 반응을 하고 두 번 다시 그 가게를 찾지 않는 것처럼, 내가 지쳐 있으면 환자들이 반응을 한다. 그리고 그 결과가 수익으로 바로 나타난다.

한 단계 더 나아가기 위해서는 휴식이 필요하다. 쉬지 않고 내달리는 폭주기관차의 모습이라면 조만간 번아웃(burn-out) 상태에 빠지게 될 수도 있다. 피곤한 몸으로는 환자에게 질적인 치료를 할 수가 없다.

이때는 쉬어야 한다. 문을 닫고 여행을 떠나 사색의 시간을 가져 보는 것이 좋다. 1년에 며칠 문을 닫는다고 해서 큰일 일어나지 않는다.

오히려 휴식을 통해 에너지를 채워서 새 맘 새 뜻으로 환자 치료에 임할 수만 있다면 며칠 쉰 날보다 오히려 더 많은 이득이 있을 것이다.

💡 에너지의 순환, 마음의 전이

센터장인 당신의 문제가 아니라면 에너지를 순환시켜 보는 것이 좋다. 간판이나 플래카드는 지나가는 사람들에게 새로운 이미지를 줄 수 있고, 주기적으로 내원하는 고객들에게는 말할 수 있는 이슈거리를 제공할 수 있다.

심지어 사람의 헤어스타일이나 옷의 변화로도 대화를 시작할 수 있다. "어머~ 머리 자르셨네요?", "옷이 바뀌었네요?"와 같이 대화를 시작할 수 있다. 대화가 시작된다는 것은 서로가 소통이 된다는 것이고, 마음이 전이되는 과정이다.

💡 주기적으로 리뉴얼하라

마찬가지로, 센터 내부의 자그마한 위치 변화를 통해서도 가능하다. 소파의 위치가 바뀌었다거나 커튼이 바뀌었다거나 혹은 책상이 바뀌었다거나 하는 사소한 변화들로 인해 고객과 마음이 소통이 될 수 있다는 점에서 주기적으로 리뉴얼 혹은 변화를 주는 것이 좋다.

이러한 리뉴얼은 에너지가 정체되지 않고 흐르게 하는 장점이 있다. 내부의 위치를 변화시키지 않으면 에너지가 정체되어 있는 느낌이 드는 반면에 내부 구조에 변화를 주면 에너지가 흐르는 느낌이 들고, 생기가 돌고, 치료사도 마음가짐이 새로워지는 계기가 된다.

봄이 되면 창문을 열고, 이불을 말리고, 커튼을 걷고, 햇살이 집안으로 들어오게 하면 기분 또한 상쾌해지고, 에너지가 솟아나는 느낌이 든다. 치료실 또한 마찬가지다. 특히 환자가 감소할 때 그 이유를 명확히 모른다면 내부 구조를 한번 바꿔보는 것도 좋을 것이다. 대한민국 물리치료사들의 '성공창업'을 기대하면서 글을 마무리한다. 감사합니다.

마흔 여섯. '뭐 대단한 인생을 살았다고 자기계발서를 썼느냐'
는 비아냥이 들리지 않을지, 글을 적는 내내 나를 괴롭혔다.
글을 적는 중에 책 집필을 포기할까 하는 생각도 수십 번 수백
번을 했다.

그렇게 마무리되지 않은 원고를 손에 쥐고 1년을 허비했다.
이미 출판이 되었어야 했던 책이었지만, 내 나이에 자기계발
서를 쓴다는 자체가 엄청난 심적인 부담이었다.

어쩌면 너무나 사소하고, 너무나 찌질하고, 이룬 것 없는 물
리치료사인 내 이야기를 책으로 낸다는 것. 나의 인생무용담
에 지나지 않는 허접한 글질. 아무런 철학도 없고, 독자들에
게 감동을 전혀 주지 못하는, 일기장이나 메모지에 기록하면
딱 좋을 딱 그만큼의 내용인데, 내가 무슨 권한으로 뭐가 그
리 잘났다고 물리치료사를 가르치려고 드는지 나에게 수십 수
백 번을 되물었다.

그럼에도 불구하고 글을 마무리 짓고 퇴고를 끝내게 된 이유

는, 비록 위대하고 화려한 성공자의 모습에서 느껴지는 카타르시스는 없을지라도, 작지만 어쩌면 소소한 나의 일상이 또 다른 누군가에게는 귀감이 될 우리들의 이야기 혹은 나의 이야기일지도 모른다는 생각에서였다.

센터 창업을 고민하는 대한민국 5만 물리치료사들 중 단 한 명이라도 나의 인생 스토리와 권고에 감동을 받고 그 길을 가는 선생님이 계실 수도 있지 않을까 하는 위안을 삼으며 책을 출판해야겠다고 다짐했다.

모쪼록 이 책 한 권이 거대한 사업체를 운영하는 사람이 아니라, 자그마한 1인 창업을 하려고 하는 물리치료사와 물리치료사를 꿈꾸는 누군가에게 혹은 좌절해서 고뇌하고 있는 또 다른 누군가에게 재기할 수 있는 위안과 희망이 되고, 그들에게 자그마한 도움이라도 된다면 좋겠다는 마음을 털어놓으며 글을 마무리 짓는다.